机能药理学实验教程

主　编　胡爱萍
副主编　周红宇

浙江大学出版社

图书在版编目（CIP）数据

机能药理学实验教程 / 胡爱萍主编. —杭州：浙江大学
出版社，2004.6（2023.1重印）
ISBN 978-7-308-03685-6

Ⅰ.机… Ⅱ.胡… Ⅲ.药理学－实验－教材 Ⅳ.R965.2

中国版本图书馆 CIP 数据核字（2004）第 045047 号

机能药理学实验教程

胡爱萍　主编

责任编辑	阮海潮　严少洁
出版发行	浙江大学出版社
	（杭州市天目山路 148 号　邮政编码 310007）
	（网址：http://www.zjupress.com）
排　　版	杭州青翊图文设计有限公司
印　　刷	杭州杭新印务有限公司
开　　本	787mm×1092mm　1/16
印　　张	8.5
字　　数	224 千
版 印 次	2004 年 6 月第 1 版　2023 年 1 月第 11 次印刷
书　　号	ISBN 978-7-308-03685-6
定　　价	25.00 元

《机能药理学实验教程》编委会

主　编　胡爱萍
副主编　周红宇
编　委　（按姓氏笔画为序）
　　　　朱桐君　朱新波　陈醒言
　　　　林　丹　胡国新

前　　言

　　药理学是一门实验的科学。通过药理学实验的教学,让学生验证药物的药理作用,巩固和加强对理论知识的理解,更牢固地掌握药理学的基本概念,训练学生的基本操作技能,学习进行药理学研究的基本方法,体验科学研究的基本原则和基本方法,培养严肃认真的科学态度和实事求是的科学作风,这是药理学教学的一个重要组成部分。

　　为了配合高校正在进行的机能药理实验改革,提高教学质量,培养各基层需要的实用型人才,我们在多年自编的药理实验讲义的基础上,编写了这本《机能药理学实验教程》。

　　本教材主要内容为:药理学实验基本知识和技术;普通药理学教学实验;临床药理学实验;麻醉药药理学实验;药理学实验设计以及药物制剂和处方等。其特点是:①重视药理实验基本技能与相关知识的训练,强调独立操作;②补充理论教材中很少涉及到的,而在临床工作中又是非常重要的药物制剂和处方的基本知识,以满足临床医学专业学生的需要;③增加麻醉药理学和临床药理学的实验,以满足麻醉专业和药学专业的教学需要。

　　我们是初次编写实验教材,经验不足,在内容取舍、方法难易、程度深浅等方面难免会有缺点和错误,敬请读者批评指教,以便再版时修正。在此,也向在编写过程中给予我们大力支持的领导和同事致以衷心的感谢。

胡国新

2003 年 12 月

绪　言

药理学实验是药理学教学中的一个重要组成部分,是药理学的基本实践。通过实际操作,可以帮助学生验证书本中的理论知识,巩固加深对理论知识的理解和掌握,学习研究药物作用的基本思维方法、基本操作技能,培养同学对科学工作严肃的态度、严格的要求、严密的方法和根据客观实际进行分析问题和解决问题的辩证逻辑思维能力,并逐步形成对事物的观察、比较、分析及实验设计等初步的药理学研究方法。为达到上述目的,我们对药理学实验作了如下要求:

(一)实验原理和方法

实验前必须对实验原理和方法做到心中有数,在实验进行前须严格控制各种影响实验结果的因素。

药理学实验几乎都是采用"限制因素法"的。限制因素法就是把全部会影响实验结果的因素限制起来,而只改变其中的一个因素,然后观察该因素引起什么变化(作用)和研究该变化的过程(作用机制)。控制这些影响实验结果的因素的方法一般有:

(1)在整个实验过程中,把影响实验结果的诸因素(包括实验标本来源的选择,标本的制作,实验标本所处的环境,如实验时间、温度、溶液、药物等对它的影响,记录仪器是否灵敏,能否准确地反映实验结果等)严格控制不变。

(2)在个体间及各组标本间进行实验时,有些因素(如性别、年龄、体重、个体间反应性的差异等)常无法控制一致,此时则应采用随机分组方法。

由于多因素会影响我们所观测得到的实验结果,加之实验标本在自然条件下本身对同一"刺激"的反应会有差异,因此,不采用"限制因素法"而做的实验,是得不到反映事物间相互因果关系的正确结果。这是历年来学生做实验失败(做不出结果或是做不出反映因果关系的正确结果)的原因。

因此,要求学生在实验前必须预习,做到熟知实验设计原理、方法、影响该实验结果的诸因素及其控制方法,然后在此基础上动手实验,才能获得反映事物因果关系的正确结果。诚然,有些影响因素预先是无从或尚未预知的,但在实验进程中一经发现,就应自行设法控制。

反映事物间因果关系变化的衡量方法通常有:

(1)观察标本在处理后相对于此处理前发生的某一或某些指标的改变。

(2)观察不同处理对同一机体相应部位引起的改变。

(3)观察不同处理对可类比的标本(单个或成组)间引起的改变。

(二)严格遵守实验室规则

1.课前预习实验课内容及复习与实验有关的讲课内容。

2.进入实验室后,首先查核实验所需的器材、药品及实验标本(动物等)是否齐全,如不齐全,应报告指导教师给予补充。实验进行中要爱惜器材、药品及动物,如因操作不当而损坏时,必须报告指导教师,经教师同意并登记后到技术室补发。学生不得擅自到技术室领取东西,损坏公物需赔偿。

3.每一实验小组自选实验组长一人,实验时由组长领导进行分工合作。

4.实验室必须保持安静、整洁。实验食品及标本的安装、药品和器具的放置必须符合实验的科学性要求,使之位置整齐。全班公用药品放在实验室讲台上,不得拿走。

5.动手实验时(从标本制作到观测到实验结果)必须认真、仔细、耐心,严格控制各影响因素,以得到可靠准确的结果。

6.实验完毕,实验标本即放到技术室门口的容器内;所用器材需洗净擦干,摆回原位。

7.下课后各组轮流值日,清洁、整理好实验室。

(三)写好实验报告

1.实验结果必须可靠准确,绝不能想当然地用主观想像或书本理论代替实验所观测得到的客观事实。

2.写实验报告是培养学生的文字表达能力和分析问题、综合问题能力的重要训练方法。每一实验报告需写出实验题目、实验方法(或原理)的概要和实验结果。讨论和分析要根据实验结果进行,不可离开实验结果去抄书。如果实验失败或异常,讨论时可对其原因略加分析。结论不是单纯的重复实验结果,也不应超越结果所容许的范围。

3.整个实验报告要求文字简练、工整,段落层次分明,措词要有科学性和逻辑性。

4.实验报告用统一规格的报告纸书写。在实验后的第三天集中起来,由小班的学习课代表交指导教师评阅。

目　　录

第一章　药理学实验的基本知识及技术

第一节　药理实验动物

一、实验动物的选择

在药理学实验中,常要根据实验目的和要求选用不同动物。常用的动物有蛙、蟾蜍、小白鼠、大白鼠、豚鼠、家兔、猫和狗等。实验用各种动物的特点如下:

1. 蛙和蟾蜍

蛙和蟾蜍心脏在离体情况下,能有节律地搏动很久,故常用于药物对心脏作用的实验;其坐骨神经腓肠肌标本可用来观察药物对周围神经、骨骼肌或神经肌接头的作用。

2. 小白鼠

小白鼠适用于需大量动物的实验,如药物半数致死量或半数有效量的测定、药物的筛选,也适用于避孕药的实验。

3. 大白鼠

大白鼠可用于需较大体型的动物实验,如药物实验性关节炎、血压、胆管插管,也常用于药物的亚急性和慢性毒性试验。

4. 豚鼠

豚鼠对组胺敏感,并易于致敏,故常用于抗组胺药和平喘药的实验;也可作离体心脏灌流、肠管实验;又因对结核杆菌敏感,常用于抗结核病药的实验治疗。

5. 兔

兔温顺易得,便于静注和灌胃。常用于观察药物对心脏的作用;脑内埋藏电极可研究药物对中枢的作用;由于兔对体温变化较敏感,常用于体温实验及热原检查;此外,也适用于避孕药的研究。

6. 猫

猫的血压较兔的血压稳定,故观察血压反应时,猫比兔好,但猫不易得。猫也常用于心血管药和镇咳药的实验。

7. 狗

狗系记录血压与呼吸最常用的大动物,如降压药、抗休克药的实验;做成胃瘘、肠瘘,以观察药物对胃肠蠕动和分泌的影响;也适用于镇吐药及慢性毒性试验。

二、实验动物的捉拿与固定

1. 小白鼠的捉拿与固定

右手抓住尾巴，放在鼠笼盖铁丝网上，迅速用左手拇指及食指沿鼠背向前抓住鼠颈部皮肤，再以左手小指和左掌心夹住鼠尾使其固定在手上。另一抓法是只用左手，先用食指和拇指抓住鼠尾，然后用手掌及小指夹住其尾巴，再以拇指及食指夹住鼠颈部皮肤（图1-1）。前法易学，后法稍难。

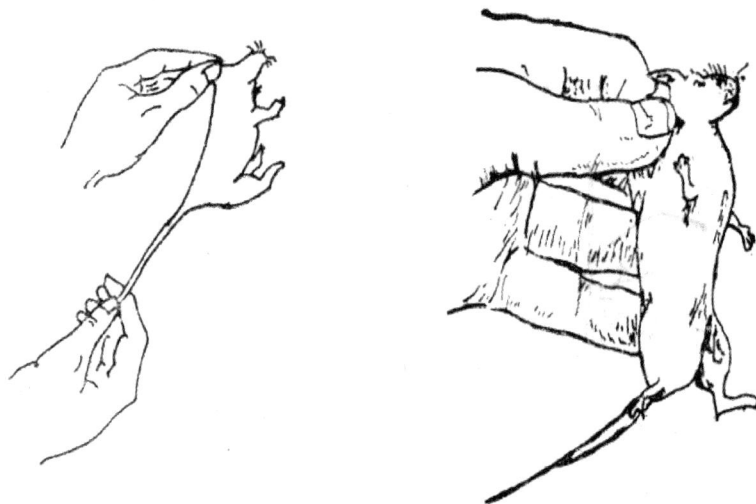

图1-1　小白鼠捉拿法

2. 大白鼠的捉拿与固定

用右手或钳子抓住尾巴，左手戴上防护手套握住鼠整个身体，并固定鼠头部以防被咬伤，但不要握得太紧，也不要捏其颈部以免窒息致死。根据实验需要，也可用大鼠固定笼固定，或用绳子绑住四肢，固定于大鼠手术台上。

3. 家兔的捉拿与固定

用手抓起兔背部近后颈处皮肤，轻轻提起，被抓的面积越大，则兔的吃重处就越分散。如果兔较大时，应以另一手托住其臀部，此时兔的重量就落在托住臀部的手掌上，可减轻被抓颈部的拉力，使兔呈坐位姿势。抓兔耳的捉拿法显然是错误的，因为为了不使兔逃避，必然紧抓，加上兔的挣扎和因体重而下垂，常损伤兔耳，甚至引起兔耳部血管的坏死。

将兔作仰卧时，用一手抓住颈部皮肤，另一手顺兔腹部下摸到膝关节处压住之。另一人用棉绳绑住兔的四肢，然后使兔背位固定在兔手术台上，最后固定兔的头。

4. 狗的捉拿与固定

绑狗嘴法：先将绳子在狗嘴上部打一活结，再绕到嘴下部打结，最后绕到颈后打结固定。

固定法：将狗四肢绑上绳带，前肢的两条绳带在狗背部交叉，然后把对侧前肢压在绳带下面，再将绳带拉紧缚在手术台边缘楔子上。头部用狗头夹固定。

三、实验动物的标号

狗、兔等大动物可用特制铝质号码牌固定于耳上。白色家兔、大白鼠和小白鼠等动物可用0.5％苦味酸溶液涂于体表暴露部位，如左右肢、头、背、尾，藉以编号。

四、实验动物的麻醉

在动物实验中，麻醉的目的是为了减少动物的疼痛，使其保持安静，以便实验和手术的顺利进行。由于实验目的和实验动物的不同,往往要选择不同的麻醉剂和麻醉方法,这对获得良好的实验结果将起到十分重要的作用。

（一）麻醉方式

麻醉的方式主要有两种:局部麻醉和全身麻醉。全身麻醉又包括吸入麻醉和非吸入麻醉。

1.局部麻醉

动物实验中常用局部皮下浸润麻醉,一般应用 0.5%～1.0% 盐酸普鲁卡因。黏膜表面麻醉宜用 2% 盐酸可卡因。将麻醉药注入手术部位的皮下或肌肉,应轻轻加压,使药液扩散,即可手术。

2.吸入麻醉

多用乙醚作为吸入麻醉药。将欲麻醉动物与用 5～10ml 乙醚浸过的脱脂棉一起放入玻璃容器内,最好为透明容器,以便观察。盖上盖,经 20～30s,动物即可进入麻醉状态。如要求维持较长时间的麻醉,可把浸有乙醚的棉球放在动物的口鼻处。本法适用于小白鼠、大白鼠和家兔的麻醉。

3.非吸入麻醉(注射麻醉)

（1）静脉注射:是全身麻醉的一种常用方法。注射时注意应使针头缺口与注射器刻度都朝上,以便于观察注射剂量与速度。静脉注射没有明显的兴奋期,生效快。要注意静脉推注的速度要慢,一般先缓慢注入药物总剂量的 2/3,余下的 1/3 进一步放慢速度,并根据动物的麻醉状态,控制注射的剂量。

注射部位因动物种类而异,大白鼠和小白鼠可用尾静脉注射法;家兔常取耳缘静脉注射法;狗的注射部位有后肢外侧的小隐静脉及前肢内侧的头静脉。

（2）腹腔注射:操作简便易行,也是一种常用的麻醉方法。注射时注意回抽,判断针头是否确实在腹腔内(避免注入皮下及内脏),若是即可注入麻醉药。腹腔注射,药液吸收慢,麻醉作用起效慢,有一定的兴奋期,麻醉深度不宜控制,适用于静脉注射麻醉失败后补做麻醉时采用,或用于小动物的麻醉。

（3）肌肉注射:常用于鸟类。取胸肌注射麻醉药。

（二）麻醉效果的观察及注意事项

1.呼吸

要求呼吸稍慢,呼吸频率规则、平稳。呼吸快或不规则,说明麻醉过浅,若呼吸变慢且以腹式呼吸为主,说明麻醉过深。

2.角膜反射或睫毛反射

反射灵敏,说明麻醉过浅;反射迟钝,麻醉适宜;角膜反射消失或伴有瞳孔散大,则麻醉过深。

3.肌张力

全身麻醉后,要求全身肌肉松弛,若肌张力亢进,说明麻醉过浅。

4.趾反射

用止血钳钳夹动物趾部,反应灵敏,则麻醉过浅;反应迟钝,麻醉适宜;反应消失,则麻醉过深。

麻醉深度不够时,须经过一定时间后,才能补充麻醉剂,如戊巴比妥钠,须至少在第一次注射 5min 之后;苯巴比妥钠至少须经过 30min 以上。一般情况下,补加剂量,一次不得超过原注射剂量的 1/4～1/5。

麻醉过深时,如出现呼吸困难(呼吸变慢,以腹式呼吸为主),须立即进行人工呼吸,可用呼吸机,或向外牵引舌头等方法。心跳微弱的可做心外按摩,酌情加一定量的肾上腺素以强心。

(三)全身麻醉常用注射麻醉剂

1.巴比妥类

巴比妥类都是弱酸,白色结晶,难溶于水,其钠盐易溶于水,但溶于水后性质不稳定,易分解形成沉淀。配好久置形成沉淀后,麻醉作用将失效。常用的药物有戊巴比妥钠、苯巴比妥钠、硫喷妥钠,其中最常用的是3%～5%的戊巴比妥钠溶液。此类药物具有良好的麻醉效果,可用于狗、猫、兔、猴、鸽、大鼠及小鼠等动物的麻醉。小白鼠、兔、大白鼠、狗对巴比妥类的破坏能力依次递减,如戊巴比妥钠对小白鼠的麻醉时间只有20min左右,猫可达24～36h,并且在麻醉前有兴奋现象。狗对硫喷妥钠的破坏速度慢,麻醉时间不短于戊巴比妥钠。苯巴比妥钠的麻醉时间最长,可达5～6h。

2.乌拉坦(又名氨基甲酸乙脂)

为白色结晶颗粒,易溶于水,常配成20%或25%的注射液。麻醉时间可维持4～5h,麻醉过程平稳,动物苏醒慢,要注意控制麻醉的剂量与浓度。常用于兔、猫、蛙、鸽及大鼠的麻醉,狗用乌拉坦麻醉,效果不理想。

3.水合氯醛

水合氯醛易溶于水,常配成5%、10%的溶液,供静脉注射(iv)、腹腔注射(ip)、皮下注射(sc)或灌肠用。常用于狗、猫、兔、大鼠等动物的麻醉。注意:大剂量注射可降低血压。

4.氯醛糖

氯醛糖溶解度小,配制溶液时,可加适量硼砂以提高其溶解度和稳定性(氯醛糖1g,硼砂2g,加水至100ml于容量瓶中)。使用前,可放置于50℃水浴中使其溶解,加温后不宜久置,以免形成沉淀。氯醛糖对某些动物实验颇适用,例如心肺装置。一定剂量的氯醛糖,可麻醉动物运动感觉脊髓中枢而不影响反射作用。与乌拉坦合用,可作为猫肠管实验麻醉剂。

常用麻醉药剂量和给药途径见附录1。

五、实验动物的给药

1.小白鼠的给药

(1)灌胃法:用左手抓持小白鼠,使其头颈部充分伸直,但不宜抓得太紧,以防窒息。右手拿起连有小白鼠灌胃管的注射器,小心自口角处插入口腔,再从舌背面紧沿上腭进入食道,注入药液,灌注液量为0.1～0.25ml/10g。见图1-2。操作时,应避免将灌胃管插入气管!

(2)皮下注射法:用左手固定小白鼠,右手拿注射器以约10°角度刺入颈背部或前肢腋下,推入药液,再将针头稍向后退一段,然后转动针尖拔出,以免药液在出针时漏出。注意针头不宜太粗,以5～6号为宜,注射量每只不超过0.5ml。

(3)肌肉注射法:小鼠的固定同上,将注射器的针头刺入鼠后肢大腿外侧的肌肉内,缓慢注入药液。注射量每肢一般为0.2ml。

(4)腹腔注射法:用左手仰位固定小鼠,右手拿注射器,在腹

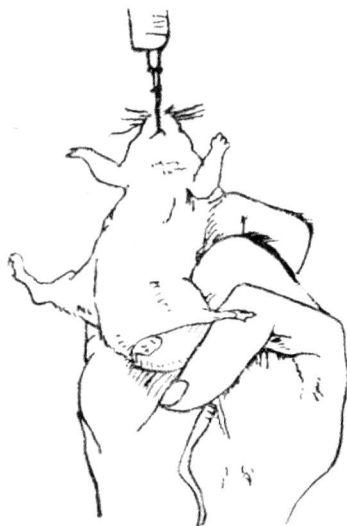

图1-2　小白鼠灌胃法

股沟处朝头端方面以约 10°角度将针头刺入皮下一段,然后再以 45°角度穿过腹肌刺入腹腔,注射药液,为避免针头刺入内脏,因此须将鼠头朝下,使内脏移向横膈,同时注意勿将针头刺入过深和刺入部位太上(见图 1-3)。注射量为 0.1～0.25ml/10g。

(5)尾静脉注射法:将小白鼠放入特制的圆筒内固定(鼠尾用电灯温烤或浸入 40～45℃温水中 0.5min 使血管扩张),左手拉住鼠尾尖端,右手拿注射器在鼠尾根部 1/3 处的两侧将针头以约 3～5°角度(几乎平行)刺入尾静脉,刺入应浅表,如注射芯易被推动,显示针尖已插入静脉内,如注射芯不易被推动,则说明未插入静脉,应予重插。针头插入血管内,不仅易被推动,并且此时药液将静脉冲洗如一条白线,没有尾部皮肤肿胀或冒水滴的表现。尾静脉注射时必须从近尾端静脉开始,这样可重复注射数次,注射量为 0.1～0.2ml/10g。

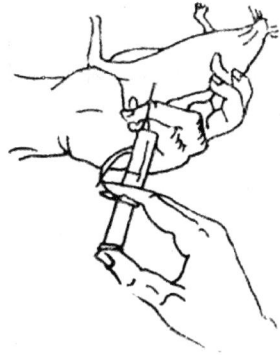

图 1-3　小白鼠腹腔注射法

2.大白鼠的给药

(1)灌胃法:左手戴防护手套握住大鼠头部,右手将连有注射器的磨平穿刺针头从其口角处插入口腔,然后再进入食道,防止将针头插入气管。灌注量:不宜超过 2ml/只。

(2)腹腔注射法:同小白鼠。

(3)静脉注射法:大白鼠麻醉后可从舌下静脉给药。清醒动物则从尾静脉给药,但要充分加温使尾静脉扩张。

3.兔的给药

(1)耳缘静脉注射法:兔耳静脉注入部位为耳背外侧的边缘静脉,注射前拔掉或剪除注射部位的被毛置于盛水的烧杯内,以免兔毛飞飏。用乙醇棉球或用手搓揉(也可用手指轻弹)兔耳,以使血管显著充血。左手的拇指和中指按住兔耳尖部,食指垫在兔耳注射器的下面,右手拿注射器,先从耳尖端开始注射,以约 3～5°角度刺入静脉,并迅速用左手拇指和食指上下捏住针头加以固定,以防止兔的突然挣扎使针头脱出血管,右手推注药液,此时应感到通畅,并无任何阻力,说明针头已在血管内,如针芯推移不顺或局部皮肤肿胀发白,表示针头未入血管内,须抽出重新注射,此时注射部位可选择离兔耳尖稍远处。药液注毕后,用棉球按压刺口处,再抽出针头,轻轻揉压片刻,防止出血。注射量为 0.5～2.5ml/kg。

静脉注射时的针头宜细,速度稍慢,并且不能有气泡注入。

(2)灌胃法:需两人合作进行。一人取矮坐位,双膝部固定兔的下半身,两手固定兔耳和兔前肢,应使兔头稍向后仰,使其伸直以便于操作。另一人在兔的上下齿间插入木质开口器,慢慢转动开口器,使舌尖伸出口外,并压住兔舌,勿让缩回,用导尿管穿过开口器中间的孔道,经咽喉由食道插入胃中。将另一端的导尿管口浸入水中,如无气泡逸出,表示未入气管,已插至胃内。此时可在导尿管口连接一注射器,将药液推入,如药液未现下降,可稍移动导尿管位置,因导尿管入胃一端的管口被胃壁阻止。药液灌毕,宜再推入 2～3ml 蒸馏水或压入少量空气,使导尿管内的药液全部进入胃内。抽出导尿管时应用手紧捏连接注射器一端的管口,动作应轻缓,抽出后再移去开口器,切勿过早移走,以免导尿管被兔咬破甚或咬断。投药前实验兔应先禁食。灌胃量一般不超过 20ml。

4.蟾蜍(或蛙)的给药

淋巴囊注射法:蟾蜍皮下有多个淋巴囊,以淋巴囊间隔隔开,其中常用的为较大的胸淋巴囊和腹淋巴囊。因其皮肤缺乏弹性,用注射器注入药液,当抽针时,药液可从针口处漏出。故针刺时须从一个淋巴囊穿过淋巴隔达另一较大的淋巴囊。

腹淋巴囊的注射可将针头自大腿部皮肤刺入,穿过股淋巴囊间隔注入腹淋巴囊,可以防止药液的漏出。

六、实验动物的取血

1. 小白鼠和大白鼠的取血

(1)球后静脉丛取血:用左手抓住鼠的颈背部,拇指及中指抓住头颈部皮肤,食指按于眼睛后使眼球轻度突出,球后静脉丛就淤血。右手取特制玻璃吸管沿内眦眼眶后壁刺入。穿刺时吸管应由眼内角向喉头方向前进约 4～5mm,轻轻转动再回缩,血液会自然进入管内。

(2)尾尖取血:适用于采取小量血样,如红细胞计数、血小板计数、血细胞分类等。取血前先使鼠尾充血,室温低时采用鼠尾加温片刻,然后剪去尾尖,血即自尾尖流出。

2. 兔的取血

耳缘静脉取血:局部去毛,用灯照射加温或涂擦二甲苯,使静脉扩张,再用粗针头刺破静脉,让血自然滴入已放有抗凝剂的试管中。

常用实验动物给药途径、药液容量及选用针头参考见表 1-1。

表 1-1　常用实验动物给药途径、药液容量及选用针头参考表

动物	针头和容量	给 药 途 径				
		静脉注射(iv)	腹腔注射(ip)	皮下注射(sc)	肌肉注射(im)	口服(po)
小鼠	注射针头(号)	4	$5\frac{1}{2}$	$5\frac{1}{2}$	$5\frac{1}{2}$	7～9(钝头)
	最大容量(ml)	0.4	1.0	0.4	0.4	1.0
大鼠	注射针头(号)	—	6	6	6	9(钝头)
	最大容量(ml)	—	2.0	1.0	0.4	2.0
家兔	注射针头(号)	6	7	$6\frac{1}{2}$	$6\frac{1}{2}$	9 号导尿管
	最大容量(ml)	10.0	5.0	2.0	2.0	5.0～10.0

第二节　药物单位、浓度及剂量计算方法

一、药物的单位

1. 重量

以克(g)为基本单位。

$1mg = 10^{-3}g$

$1\mu g = 10^{-6}g$

$1ng = 10^{-9}g$

中草药的重量单位:以往用市斤(16 两制)、两、钱、分,目前中药处方已统一用克为单位。

1[市]斤 $=0.5kg$

1[市]两 $=50g$

1[市]钱＝5g

1 中药钱＝3g(尾数不计)

2. 容量

以毫升(ml)为基本单位。

1 L＝1000ml

$1\mu l = 10^{-3}ml$

3. 长度单位

在处方中应用较少,但在药物制剂中(如散剂、乳剂、混悬剂、气雾剂等)有一定的应用。

1m＝100 cm＝1000mm

$1\mu m = 10^{-3}mm$

$1nm = 10^{-6}mm$

4."单位"

有些药物因纯度不够,或其他原因不能按其重量或容量来表示其剂量时,可用药理作用效价"单位"(unit,U)表示,如青霉素、破伤风抗毒素使用"单位"来表示其剂量。

二、药物浓度

1. 药物浓度的表示方法

(1)物质的量浓度(简称为浓度):单位为 mol/L。

(2)质量浓度(ρ):单位为 kg/L 或 kg/m³。在医疗工作和动物实验中常用％表示,不换算成质量浓度(kg/L)或物质的量浓度(mol/L),如 5％葡萄糖溶液即每 100ml 含葡萄糖 5g。

(3)质量分数(ω):适用于固体药物。医学中常用％表示,如 10％氧化锌软膏,即 100g 中含氧化锌 10g。

(4)体积分数(φ):适用于液体药物。医学中常用％表示,如消毒用 75％乙醇即 100ml 中含无水乙醇 75ml。

(5)比例浓度:在医学中,常用于表示稀溶液的浓度。例如,1：5000 高锰酸钾溶液是指 5000ml 溶液中含高锰酸钾 1g;1：1000 肾上腺素,即 0.1％肾上腺素。

2. 溶液浓度的计算

例 1 1ml 盐酸肾上腺素注射剂 1 支,内含盐酸肾上腺素 1mg,试问此注射剂的质量浓度是多少(用％表示)?

解 盐酸肾上腺素的质量浓度＝$\dfrac{溶质的重量(克)}{溶液的容量}\times 100\% = \dfrac{0.001}{1}\times 100\% = 0.1\%$

例 2 $KMnO_4$ 0.6g,配成 3000ml 溶液,它的比例浓度是多少?

解 $KMnO_4$ 0.6g 的比例浓度＝$1：\dfrac{溶液总量}{溶质总量} = 1：5000$

例 3 向盛有 50ml 台氏液的麦氏浴管内加入 0.01％盐酸肾上腺素 0.5ml,试问浴管内肾上腺素的最终比例浓度是多少?

解 肾上腺素的比例浓度＝$1：\dfrac{50}{0.01\%\times 0.5} = 1：\dfrac{50}{0.00005} = 1：\dfrac{5000000}{5}$

$= 1：1000000 = 10^{-6}$

例 4 要配制 70％酒精 100ml,需取 95％酒精多少毫升?

解 代入公式:

高浓度×高浓度量＝低浓度×低浓度量

$$95 \times x = 70 \times 100, x = \frac{70 \times 100}{95} = 73.7 \text{ml}$$

即取 95％酒精 73.7ml 加水至 100ml。

例 5　现有 50％酒精 220ml 欲配成 70％的浓度,还需加 95％酒精多少毫升?

解　可用交叉比例计算

$$x = \frac{220 \times 20}{25} = 176 \text{ml} \qquad \text{即还需要加 95％酒精 176ml。}$$

三、计算动物用药量

动物实验所用的药物剂量,一般按 mg/kg 或 g/kg 体重计算,应用时须从已知药液的百分浓度换算出相当于每公斤体重应注射的药液量(ml),以便于给药。

例 6　计算体重 18g 的小白鼠,腹腔注射盐酸吗啡 10mg/kg,药液百分浓度为 0.1％,应注射多少量(ml)?

解　计算方法:0.1％的溶液每毫升含药物 1mg,剂量为 10mg/kg 相当的容积为 10ml/kg,小白鼠体重为 18g 换算成千克为 0.018kg,故 10ml×0.018＝0.18ml。

小白鼠常以 mg/10g 计算,较为方便,上例 18g 重小鼠注射 0.18ml,相当于 0.1ml/10g,再计算给其他小白鼠药量时很方便。如 20g 体重小白鼠,给 0.2ml,以此类推。

例 7　给体重 1.8kg 的兔,注射 30mg/kg 的戊巴比妥钠,注射百分浓度为 3％,应注射多少 ml?

解　计算方法:兔每千克体重需 30mg 戊巴比妥钠,注射百分浓度为 3％,则戊巴比妥钠溶液的注射量应为 1mg/kg,现在兔体重 1.8kg,应注射戊巴比妥钠溶液的容量＝1ml×1.8＝1.8ml。

例 8　给兔静注苯巴比妥钠 80mg/kg,注射量为 1mL/kg,应配制苯巴比妥钠的百分浓度是多少?

解　计算方法:80mg/kg 相当于 1ml/kg,因此 1ml 药物应含 80mg 药物,现计算百分浓度 1:80＝100:x,x＝8000mg＝8g,即 100ml 含 8g,故应配成 8％的苯巴比妥钠溶液。

在动物实验中,有时需根据药物的剂量及某种动物给药途径的药液容量,然后再配制相应的浓度,以便于给药。

第二章　药理实验常用计算机实验教学系统和主要仪器

第一节　MedLab 生物信号采集处理系统

MedLab 生物信号采集处理系统，可取代传统的记录仪、示波器和刺激器等实验仪器，应用于生理学、药理学和病理生理学等方面的教学与科研实验。MedLab 生物信号采集处理系统软件采用 NT 技术构建，在 Windows 98/ME/2000 下运行，为实验研究人员提供了易操作、好观察、处理功能强大的实验工具。

一、MedLab 系统介绍

1. 系统组成与基本工作原理

MedLab 生物信号采集处理系统是根据电生理实验的特点，将传统仪器的优点与计算机的强大处理功能相结合而设计的系统。MedLab 是多 CPU 并行工作，集信号放大、数据采集、显示、存储、处理及输出的实验系统。它由硬件与软件两大部分组成。硬件主要完成对各种生物电信号（如心电、肌电、脑电）与非电生物信号（如血压、张力、呼吸）的调理、放大，并进而对信号进行模/数(A/D)转换，使之进入计算机。软件主要完成对系统各部分进行控制和对已经数字化的生物信号进行显示、记录、存储、处理及打印输出。

2. 系统硬件介绍

MedLab-ll 生物信号采集处理系统的硬件是由 USB 接口，Med4102 外置四通道前置放大器、刺激器组成。生物信号放大器是独立四通道，高输入阻抗共模抑制比，双端输入，DC-10kHz 带宽的高性能放大器。既可满足电生理实验中对高频神经放电记录的要求，也可以满足对低频心电及含有直流成分经传感器转换的生物信号记录的要求。四通道可依实验要求任意选择、结合，并且都提供传感器桥路供电，十分方便、灵活。每通道放大倍数可独立程控，5～8000 倍实时可调。

3. 系统应用软件介绍

MedLab 生物信号采集处理系统应用软件是标准的 Windows 98/2000 32 位应用程序，图形操作界面与微软其他应用程序风格相一致，因此好学易用。程序开放标准、规范，例如全部鼠标点击操作、方便简单，多窗口运行可边采样边处理数据。采样窗口大小随意调节，X、Y 轴压缩扩展自如。支持所有打印机，网络资源共享。特别是能与其他 Windows 应用程序资源，如 Access、Excel、Word 等进行无缝对接，共享数据。长时程记录，边采样边存盘，无最大文件长度和时间限制。支持中文长文件名，可任意为自己的文件命名。

二、MedLab 的基本操作

MedLab-ll 系列由于采用了 USB 接口,实现了数据的双向传输,故所有硬件的调节均通过软件实现,在仪器面板上仅有输入插座、刺激器输出、同步输入等插座。操作时在软件中调节硬件参数即完成相应部分的程控设置。

1. MedLab 系统应用软件

界面自上而下为:

(1)标题栏。

(2)菜单栏。

(3)快捷工具栏。

(4)通道采样窗,每个通道采样窗分三个部分。第一部分为采样窗的最左侧的"通道控制区",显示通道号,实时控制放大器硬件。第二部分为采样窗中部的"波形显示区",采样时动态显示信号波形,处理时静态显示波形曲线,并可人为地选定一部分波形作进一步分析处理。第三部分为采样窗最右侧的"结果显示控制区",用来显示 Y 轴刻度,采样通道内容、单位、控制基线调节,Y 轴方向波形压缩、扩展、定标操作等。

(5)X 轴显示控制区,用来动态显示采样时间(X 轴)打标记,波形曲线的 X 轴拖动控制,X 轴方向波形压缩、扩展控制。

(6)采样控制开关,用于开始采样,停止采样及采样存盘控制。

(7)刺激器控制区,用于选择刺激器发出刺激的模式,刺激启动开关及刺激参数的实时调整。

(8)最下部为提示栏,提示相关的操作信息,时钟显示和当前硬盘的可用空间。

2. 一般生物信号采集的实验设置

生物信号采集系统能简化实验过程,很大程度上是由于能对实验过程、实验参数进行程序化预置。

(1)实验的一般流程:

①刺激方式的选择:根据不同实验需要选择合适的刺激方式将简便刺激器参数的操作,有 7 种刺激方式可选择。

②实验对象:生物体信号按信号的性质可大致分为两大类,电信号(如心电、脑电、神经干动作电位、神经放电等)和非电信号(如骨骼肌张力、血压、呼吸道压力、心肌收缩力、肠肌张力等)。按信号的快慢可分为快信号(神经干动作电位、心室肌动作电位、神经放电等)和慢信号(血压、呼吸、心电、平滑肌张力等)。

③交/直流选择:一般情况下,电信号选择交流输入,非电信号经换能器转换后选择直接输入,用户自加前置放大器的输出信号采用直流方式输入(如经微电极放大器后的心室肌动作电位信号)。

④放大器放大倍数:采样卡的有效采样电压一般为 $+/-sV$,根据信号的强弱选择合适的放大倍数,在不溢出的前提下,放大倍数选大一点为好。

⑤采样间隔:根据信号的快慢选择合适的采样间隔。采样间隔短,采得的数据量大,占用硬盘的空间大,后处理也不易。采样间隔长,采样慢,快信号不能重现。建议采样频率是信号频率的 5~10 倍。

⑥数字滤波,曲线添加:根据需要是否采用数字滤波,高通滤波允许大于此频率的信号通

过，低通滤波允许小于此频率的信号通过。根据需要决定是否需要添加微分曲线。

⑦显示模式：连续记录与记忆示波可选。一般情况下，慢信号选择连续记录，快信号选择记忆示波。MedLab 能解决计算机显示作图慢的难题，快信号也可用记录仪方式来显示，只是数据量会很大。

⑧采样：按采样开始按钮，开始采样。按采样停止按钮，停止采样。MedLab 将采样数据存于 TempFile，ADD 文件中。每次采样均自动刷新此文件。

⑨实验数据存盘、处理：MedLab 可实时显示结果，也可将实验数据存盘后，日后再作分析、处理。

（2）实验参数配置：用 MedLab 生物信号采集处理系统是做好实验的第一步，就是在开始实验前要做好信号采样的软件设置工作。

①标准配置：为 MedLab 内置的标准四通道记录仪形式，所有参数复位。可在此基础上进行各种新实验的配置。

②配置新实验，应对以下几方面进行设置。零点设置：作图零点设置，有别于放大器的调零。通道选择：与信号进入的物理通道相对应。显示模式：1）连续记录：系统进行等间隔连续记录、不停顿。2）记忆示波：一般情况下，采用刺激器触发，此时记录的数据是断续的。

③保存配置：MedLab 系统软件有三种办法保存配置完成的实验参数。1）上述各参数调整好后，若此时将实验数据存盘，同时将这些参数一起存入，下次调用此实验数据，MedLab 系统自动更新所有参数。2）选择菜单的文件保存配置，可另存这些配置参数（配置文件的扩展名为 ADC）。3）选择菜单的文件/定制实验，可将这些实验参数存入 MedLab 配置文件数据库（MedLab、adb），若重新启动 MedLab，即可在菜单的实验中得到更新，达到用户自己方便灵活定配，维护各种专项实验，也实现了专项实验与通用实验、科学实验与学生实验的界面统一目标。

④调用以前实验参数的步骤：MedLab 系统软件有五种办法调用以前实验参数。1）每次重新启动 MedLab 时，MedLab 系统软件自动调用上一次关闭时保存在系统目录中的 MedLab、adb 文件。2）启动 MedLab 后，选择菜单的文件/打开配置，打开以前存入的配置文件。3）启动 MedLab 后，选择"实验"菜单中相应实验名称即可。4）由于实验配置参数同时存放在数据文件的文件中，调用以前的实验数据，MedLab 系统即可自动更新所有实验配置参数。5）MedLab 新增了"演示实验"功能，打开演示实验，即可更新实验配置参数。

3. 刺激器的设置

为了方便电生理实验，MedLab 系统内置了一个由软件程控的刺激器，该刺激器所提供的功能、性能指标，完全满足实验要求，且工作稳定、可靠。采用恒压源设计，刺激电压不因被刺激对象阻抗变化而变化，刺激效果十分理想。在对采样条件设置完成后，即可对刺激器进行设置，以便实现实验要求，根据不同实验可选择不同的刺激模式，刺激模式有：单刺激、串刺激、主周期刺激、自动间隔调节、自动幅度调节、自动波宽调节、自动频率调节等模型。

4. 添加实验标记操作介绍

所以在长时实验和改变实验条件时添一些有内容的记号，方便以后分析数据，MedLab 提供了动态添加实验标记的功能。

（1）添加实验标记：在系统开始采样运行后，如认为需要添加标记时，只需用鼠标单击标记按钮，就会在时间轴（X 轴）上按顺序添加一个标记。采样结束后允许移动标记位置。采样结束后，MedLab 允许添加实验标记，按选中显示道的位置灵活添加。

（2）实验标记内容的编辑：当系统开始采样运行时，X轴滚动条即变为一个空白的标记添加栏，实验人员可实时添入标记内容，并点击标记按钮随时送到时间轴上。

（3）实验标记内容的显示与修改：若要显示已加入的实验标记内容，待系统停止采样后将鼠标箭头移至要显示的标记上，按住鼠标左键不放，标记内容（包括时间、编辑内容）就显示出来，若要修改标记内容，则用鼠标左键双击标记，打开实验标记编辑窗，单击选择要修改的项目，且在编辑栏中修改内容，点击返回，退出"标记编辑"窗。

（4）可在实验前进入"编辑"主菜单下选"编辑实验标记"等菜单，对实验预先进行标记内容的编辑。

5. 传感器（换能器）定标方法

传感器（换能器）是一种把动脉血压、静脉血压、心室内压张力等非电生物信号转变为电信号的一种装置。由于制造时采用的部件及相同部件参数存在误差，所以每一个传感器（换能器）在转换非电生物信号时都不可能完全一样。因此为了准确地反映实验结果，就有必要在实验前对传感器（换能器）进行标准校验，使之尽可能减少测量误差，保证实验结果的真实性与准确性。步骤如下：

（1）在需要使用的放大器通道上连接好传感器（换能器），为定标做好准备；张力传感器应固定在一支架上，压力传感器应连接好各种管路，并于其中充满生理液。

（2）设置好"采样条件"，选择直流输入，开始采样。出现扫描线时，将扫描基线调整至与零线重合（注意：如果基线与零线偏差不大，则可用数字调零办法进行微调至基线与零线重合；如果偏差太大，则应调整传感器本身连线上带的调零盒，转动内部旋钮，调整基线与零线重合）。

（3）在传感器（换能器）上加一固定量值（例如：张力5g，压力100mmHg，该量值最好与预测量大量程相近），并保持采样一小段时间，得到一个平稳的定标值，然后停止采样。

（4）用鼠标在波形曲线上升后的平稳处点击一下，在此处产生一个蓝线与曲线相交。移动鼠标至"右显示控制区"的单位标签处（箭头变为小手），单击鼠标左键，选中弹出菜单的"单位修正"，进入"单位修正窗"。

（5）此时，"单位修正"窗口的原估数下已有数值，只需在新值下手工输入在传感器（换能器）上施加的固定量估数（如5100），并选好单位。点击"确定"后退出定标窗口，Y轴显示刻度自动调整至定标刻度。定标完成后，定标值今后将跟随该通道采样内容一起调出。

6. 实验结果的存盘与文件编辑操作

当停止采样，实验暂告一段落时，最重要的是如何保存与处理以波形曲线为表现形式的大量数据。以下分别说明文件的存盘、编辑、处理及打印输出。

（1）自动命名存盘机制：为保证在任何情况下不丢失数据，只要启动采样，系统自动在当前目录（默认为C\programfiles\MedLab\data）下生成一个Tempfile.add的临时文件，此文件将所有"本次"（"本次"是指不关闭当前界面，不进行新建文件操作）采集数据全部保留。停止后采样再次启动，数据向后接续，连采连存。如果打开一个已存盘文件后启动采样，数据同样向后接续，多采多接。当系统采样时，如果用户觉得本段数据很好，值得保留时，即可按下"观察"按钮，此时系统自动命名临时记数文件Temp 000.add，作为第一个保留文件。新做实验时，系统依次生成Temp 001.add，Temp 002.add...临时记数文件。这些文件都作为用户的有选择数据文件保存。停止采样后最好也另存为其他文件名，防止忘记或丢失其中的内容。最大临时记数文件，文件编号为Temp 999.add。过后不用，用户可以自行删除这些临时文件。

（2）文件的打开与编辑：MedLab系统可以在不采样时静态打开已存盘文件，浏览观察曲线,并进行编辑、测量、观察处理。①打开文件:将鼠标箭头移至快捷工具栏中"打开文件"栏,单击鼠标左键打开文件对话框,选择文件名,单击打开按钮,即可打开已存文件。②编辑曲线:在已打开文件的曲线中,按鼠标选中曲线操作后,即可对已选曲线段进行剪切、拷贝、粘贴及另存为其他文件名,这有利于删除无用数据,保存有用数据,节约硬盘空间。对曲线的多段选择,则可按下键盘上的"Ctrl"键不放开,同时多次拖动鼠标选中不同的段、曲线,最后另存为其他文件名,也是一种十分方便、快捷的编辑曲线的方法。

（3）一般图形数据的计算处理与打印:为了打印出曲线图形,并进而按实验内容计算出一些必要的数据,如心率、收缩压、舒张压等。MedLab 提供了简单易行的方法,具体操作办法如下:第一步,用鼠标在图形上拖动选中一段(此段图形颜色变蓝)。第二步,点击快捷工具栏上的处理窗快捷按钮,此时 MedLab 由采样窗切换到处理窗内,并立即将所选中曲线及按采样内容计算的数据显示在窗体的一部分,此时如需打印,可点击快捷工具栏上的打印快捷按钮,即可从打印机输出。第三步,如果需要输出打印多个相同的图形数据,可点击快捷工具栏上的打印预览快捷按钮,可进行图/文 4 份打印选择,是否用彩色打印机,图形及数据放置位置等选择,一旦选定,即可打印输出。

7. MedLab 实验结果的计算处理

实验结果的计算机处理包括实验数据的测量、计算、储存、统计和图表生成等方面。MedLab 提供多种方法对实验结果的测量,MedLab 测量方式有:在线实时测量显示,测量结果进入电子表据"标尺测量"、"数据测量"、"区间测量"等。

三、MedLab 系统软件使用说明

MedLab 生物信号采集处理系统软件界面,包括标题栏、菜单栏、工具栏、状态提示栏及采样窗、处理窗、数据窗等其他多个相应的子窗口组成。MedLab 启动后界面如图 2-1 所示。

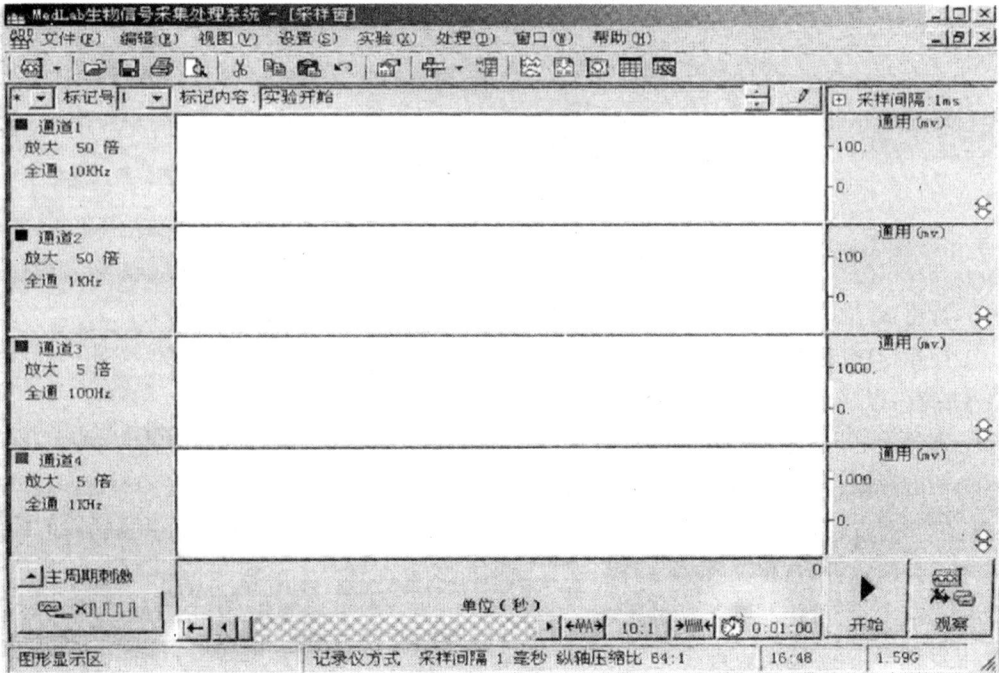

图 2-1　Medlab 生物信号采集处理系统界面

1.标题栏

标题栏位于界面最上部,主要功能有以下几点(见图 2-2)。

(1)显示系统名称或实验名称。

(2)显示当前存盘文件名和临时存盘文件名。

(3)显示界面控制按钮。

图 2-2　MedLab 标题栏

2.菜单栏

菜单栏位于界面上部,可完成主要的控制、处理操作(见图 2-3)。

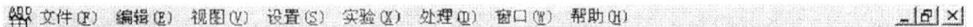

图 2-3　MedLab 菜单栏

(1)文件:打开文件菜单,见图 2-4。

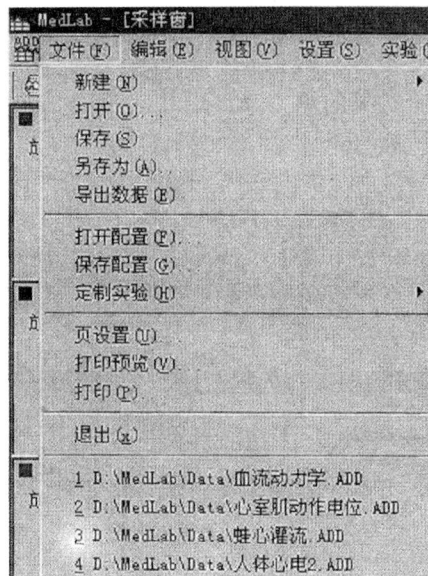

图 2-4　MedLab"文件"菜单

①新建:建立一个新的波形数据文件,同时清除原采样窗中的波形数据文件。

②打开:打开已存盘波形数据(＊.add),在数据窗中打开已处理结果数据文件(＊.xls)。

③保存:以当前文件名保存波形数据(＊.add)或处理结果波形数据(＊.xls)。

④另存为:以自定义文件名保存波形数据(＊.add)或处理结果波形数据(＊.xls)。

⑤导出数据:将波形数据文件转换为二进制或 ASC II 格式文件。

⑥打开配置:打开以前保存过的配置文件(＊.adc),该配置文件保存了当时仪器的配置 。

⑦保存配置:以自定义配置文件名保存当前的仪器配置。

⑧定制实验:可定制各类实验配置,今后就可在菜单中直接调用,十分方便(见图 2-5)。选择常用生理学、药理学、病理生理学、运动生理学自配置实验四大类实验,可将自制的实验分类。定制实验时,MedLab 将当前实验参数存入 MedLab 配置文件数据库(MedLab.adb),并与自定义的实验名称相关联,若重新启动 MedLab ,即可在"实验"菜单的实验中得到更新,达到

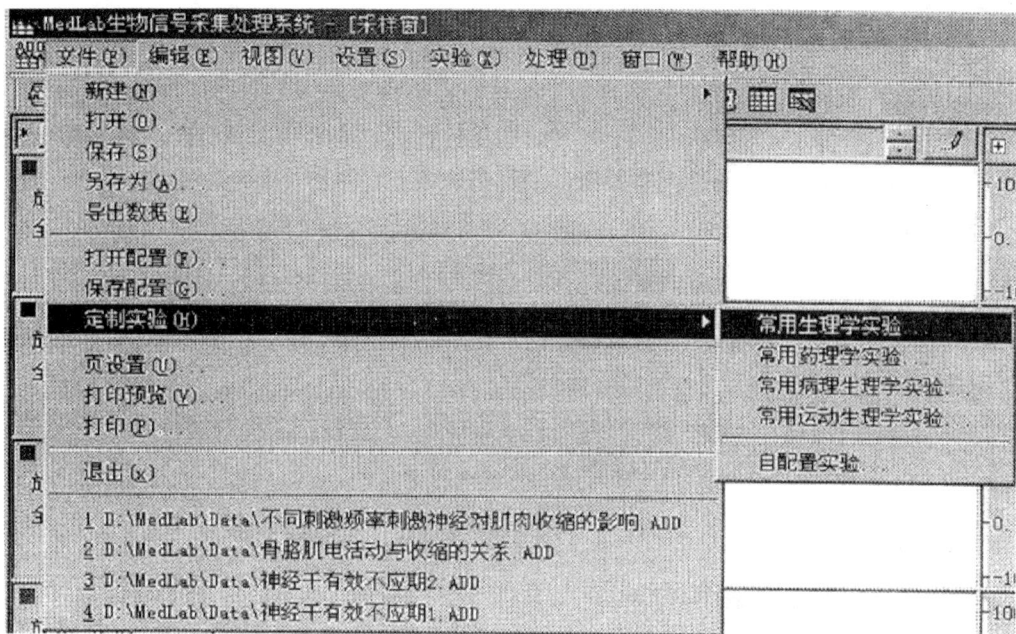

图 2-5　定制实验配置

用户自己方便灵活定制、维护各种专项实验。利用好这一功能,是简化学生实验配置的一种重要方法。

⑨页设置:设置打印页面。

⑩打印预览:打印前,预览被选波形曲线或相应的处理结果。

⑪打印:打印被选波形曲线或相应的处理结果。

⑫退出:退出 MedLab 系统,结束实验。退出时,系统自动将退出前的各种配置参数存于文件 MedLab.adc 中,下一次启动本系统时,仍为上一次的实验配置(含定标值)。

(2)编辑:打开编辑菜单,如图 2-6 所示。

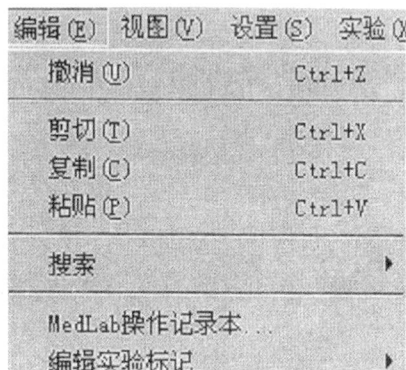

图 2-6　MedLab 实验"编辑"菜单

①撤消:撤消上一次(只有一次)剪切或粘贴操作。

②剪切:剪切掉所选区间的波形图。

③复制:将所选区间的波形数据复制到内存。

④粘贴:将复制到内存的波形数据粘贴到选定的位置。

⑤搜索:查找最大值等。

⑥ MedLab 操作记录本:查看、编辑 MedLab 操作的日志文件,这是一个用来记录 MedLab 某年某月某日几点几分几秒进行了何种操作的记事本。

⑦编辑实验标记:对"定制实验"中的实验预先进行标记内容的编辑。在"编辑实验标记"子菜单下,对定制的实验可提前进行实验项目的标记准备。

(3)视图:见图 2-7。

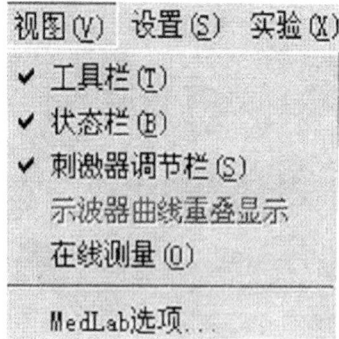

图 2-7　MedLab"视图"菜单

①工具栏:"工具栏"显/隐选项。有"√"标记为显选项,否则为隐选项。

②状态栏:"状态栏"显/隐选项。有"√"标记为显选项,否则为隐选项。

③刺激器调节栏:"刺激器调节栏"显/隐选项。有"√"标记为显选项,否则为隐选项。

④示波器曲线重叠显示:同步触发示波器时,曲线重叠可伪三维显示。

⑤在线测量:在线测量显/隐选项,有"√"标记为在线测量,否则为不进行在线测量。

⑥MedLab 选项:进入 MedLab 选项设计窗。

(4)设置:进入"设置"主菜单,如图 2-8 所示。

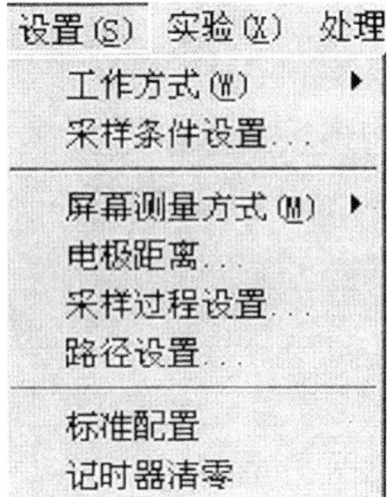

图 2-8　MedLab 实验"设置"菜单

①工作方式:有两种方式可选择,子菜单前有"√"为当前选项,且系统只能以其中一种方式工作。信号采集:系统设置为信号采集方式(为系统默认工作方式)。演示实验:可利用它动

态演示波形变化,进行实验示教演示。采样条件设置见图 2-9：进入"采样条件设置"子菜单,即可打开"采样条件设置"窗,进入"采样条件设置"窗(也可点击采样条件快捷按钮进入)进行采样条件设置,是 MedLab 做好采样准备的重要步骤。分三个部分：通用设置显示模式、采样通道选择及显示通道内容设置。

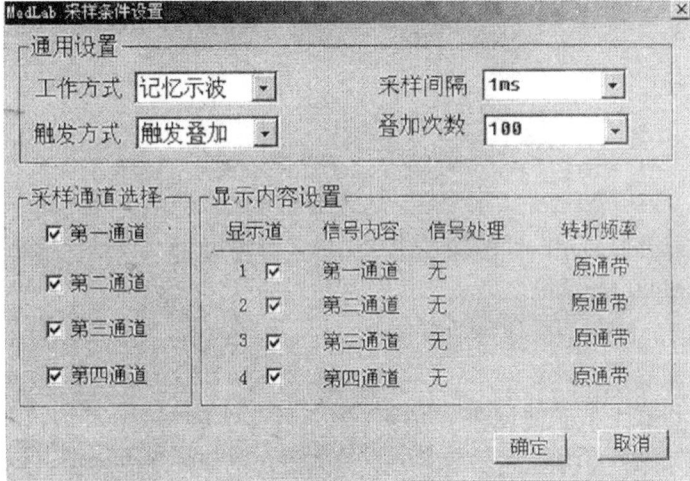

图 2-9　MedLab 采样条件设置

通用设置显示模式：是指系统工作在哪一种信号显示方式下,按下右侧按钮,有三种选择：记忆示波,连续记录,慢扫描示波。记忆示波模式：主要用于记录快信号。连续记录模式：主要用于记录慢信号,在采样时,可连续存盘。慢扫描示波兼用上述两种显示模式,快慢两种信号都可使用。采样间隔是指计算机在模/数(A/D)转换时,以多少时间间隔进行采样,可以这样认为：经放大器放大后的连续模拟信号,计算机作等间隔采样,变成非连续数字信号(即原始数据)。采样间隔的大小视信号的变化频率来定,快信号采样间隔要小(如采集神经干动作电位应选用 $25\mu s$ 或 $50\mu s$ 采样间隔),而慢信号采样间隔则可大一些(如呼吸波用 10ms 采样间隔,可在波形不失真的情况下减少数据量,节省硬盘空间)。触发方式有自动触发,信号触发,刺激器触发,外触发,触发叠加等选项。使用者可根据具体情况自己选择。

采样通道选择：有四个通道供选择。

显示通道内容设置：设置显示通道的目的,是为了方便实验人员在采样的同时可以实时观察到经计算处理的波形。在此固定第 4 通道作为显示通道,可以被其他三个通道使用。设置方法如下：将鼠标移到第一个显示通道的"信号处理"栏下,单击鼠标左键,出现下拉菜单,如选择"添加微分曲线",则第 4 通道自动设为采样通道的实时微分曲线显示通道。如选择"低通滤波"或"高通滤波"、"平滑滤波",则"信号处理"栏下显示相应的滤波方式。再次移动鼠标至转折频率栏下,鼠标箭头变为小手,单击鼠标左键,出现下拉菜单,依实际需要选择滤波参数,则在"转折频率"栏下显示当前滤波参数。

所有"采样条件设置"参数选择完成后,按"确定"按钮,退出"采样条件设置"窗,完成设置。

②屏幕测量方式：选择屏幕测量方式,见图 2-10。

③电极距离：设置"神经干动作电位及其传导速度的测定"时两对电极的距离。

④采样过程设置："采样过程设置"是专为一些长时程并要求自动采样控制的实验而设计的。有了它,实验人员不必每次采样都操作电脑,而只需要在开始采样前一次设定好每次采样

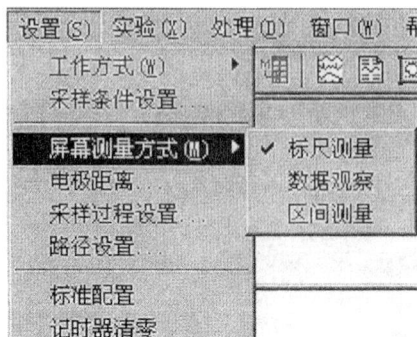

图 2-10　MedLab 信号测量

的开始时间与采样时间，MedLab 将按时钟自动采样与停止，非常方便与实用。

⑤路径设置：MedLab 系统的默认文件存盘路径是：C\Program files\MedLab\data 目录。为了存盘方便和使文件存盘更加灵活方便，可以使用本功能，按实验人员的要求改变存盘目录，使文件管理更加规范、有序。

⑥标准配置：设置本功能的目的是帮助实验人员在调整 MedLab 通道时，一旦发生混乱，可以借助本功能恢复到标准配置，然后重新调整配置。具体操作方法是：进入"标准配置"子菜单，根据系统提示按"确定"按钮，系统自动调整至标准配置。

⑦计时器清零：MedLab 系统设置了一个计时器，记录从打开 MedLab 开始后的相对时间。如果需要把计时器清零，从头开始计时，进入该子菜单，计时器自动清零，并从零开始计时。

（5）实验：进入"实验"主菜单，见图 2-11。

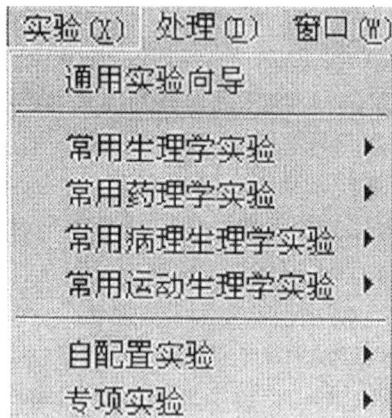

图 2-11　MedLab"实验"菜单

①通用实验向导：实验参数配置的计算机向导，用户只需按计算机的提示，即可方便完成实验参数的配置。

②六类实验子菜单：在这六大类实验子菜单下分别有多种具体实验项目，实验人员按实验分类及项目选中后，将适合该实验的 MedLab 配置调出，即可开始实验（图 2-12）。所有子菜单下的实验项目，都可以重新命名，重新配置，以适应不同类学科的不同实验。具体操作方法参见"定制实验"。

（6）处理：本菜单下的处理操作是指采样后的处理。

（7）窗口：进入"窗口"主菜单，如图 2-13 所示。

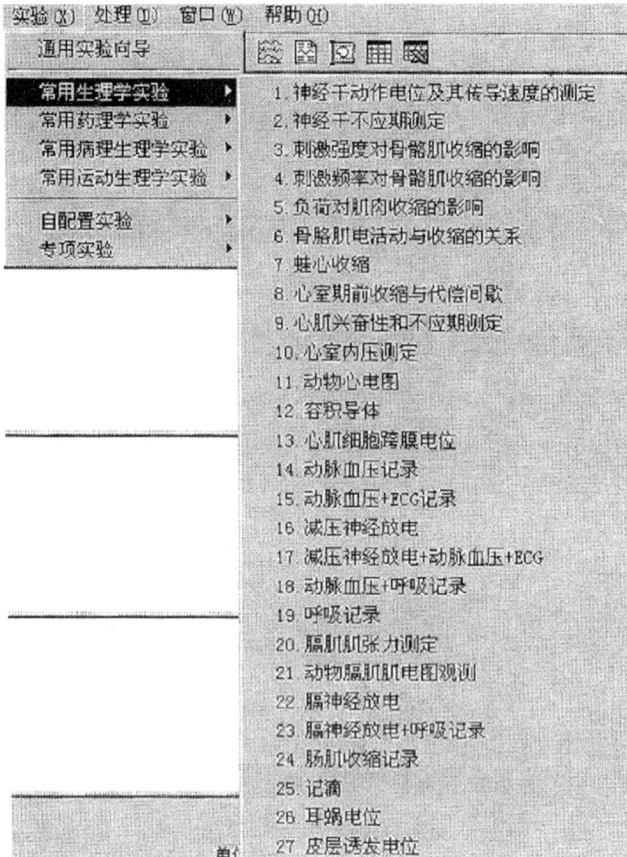

图 2-12　实验定制"常用生理学实验"子菜单 MedLab

①层叠:在 MedLab 的多窗口方式工作时,多个窗口以层叠方式排布。

②横向平铺:窗口横向平铺。

③纵向平铺:窗口纵向平铺。

以上三种方式可依实验人员习惯随意选用,可以做到边采样边处理数据,多个窗口同时工作,同时观察。

④计算器、记事本、画图:此三项均为 Windows 提供的小型工具应用程序,选中后立即启动。主要为方便实验人员在实验与处理数据时,常常要用计算器、记事本及画图板、计算数据,记录事项与绘制图形。这些都可以多窗口工作,互相切换。

⑤Microsoft Word、Microsoft Excel、Microsoft Access:此三项为微软公司提供的办公用程序套件,选中后立即启动。利用它实验人员可以非常方便、容易地撰写实验报告、研究论文。这种无缝对接的方式使工作可以不中断,在 MedLab 里就可以完成所有工作。

⑥MADLAB,SPSS,SAS SIGMPLOT:这些都是国际著名计算机统计软件,如果用户系统安装了这些软件,肯定可以使广大教学、科研人员感到特别有用。处理起数据来更加得心应手。

⑦题头文档:进入"题头文档窗"子菜单。

⑧标记窗:进入"标记窗"子菜单,在标记窗内可以修改、添加标记内容,具体操作方法参见前面的("编辑实验标记")。

(8)帮助:进入"帮助"主菜单,如图 2-13。

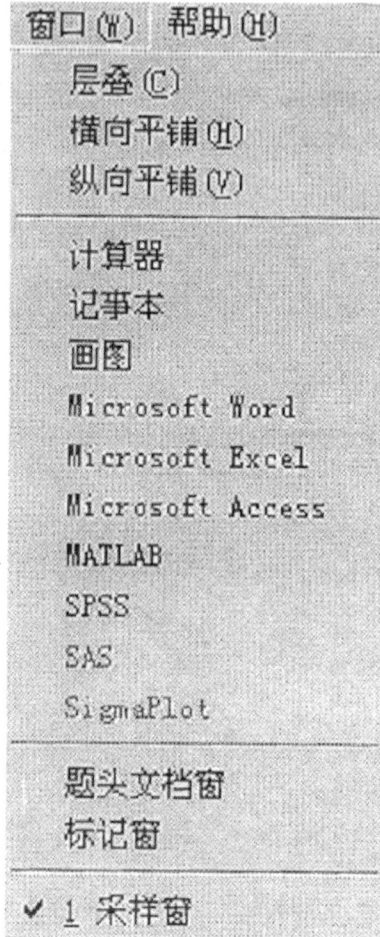

图 2-13　MedLab"窗口"菜单

在线帮助可以让实验人员在使用 MedLab 系统时得到实时的帮助,利用"目录"及搜索帮助主题可以很快找到需要了解的部分,问题就会迎刃而解。其中每一个条目都可以用鼠标选中点击进入。在有针对性的选择条目下可以很快找到解决问题的方法与实例。进入"搜索帮助主题"子菜单,按"帮助主题"窗口的提示进行操作,可以更加有针对性地得到帮助。

3. 工具栏

MedLab 系统工具栏位于菜单栏下部,共有 6 组 17 个图标快捷工具按钮。用户需要哪种功能或操作,用鼠标箭头指向图标按钮单击,就可以实现所需的功能与操作。如图 2-14 所示。

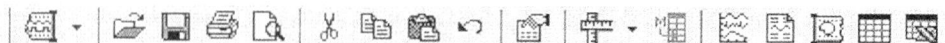

图 2-14　Medlab 工具栏

这些图标按钮上虽然没有文字说明,但从其上的图案也可对其功能知道大概。如果对图标快捷按钮的功能操作还是不知道,可将鼠标箭头移到该图标快捷按钮上,稍待片刻,鼠标箭头处打开一个提示当前图标功能的提示栏,用户就可以知道该快捷图标的功能了。

4. 实验标记添加和采样间隔调节区

左侧和中部为实验标记添加区,可对实验标记的位置、标记内容进行操作。

右侧为采样间隔调节区,可对采样间隔进行调节(图 2-15)。

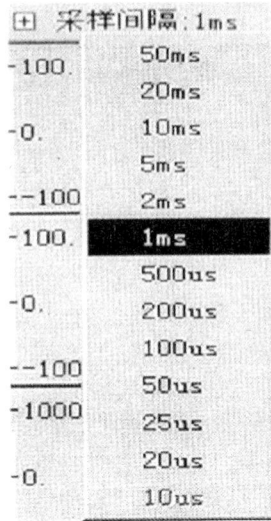

图 2-15　MedLab"采样间隔"设置

5.采样通道窗

MedLab 软件提供 4 个相同的"显示道",界面如下(图 2-16)。

每一个显示道分三个部分:

(1)左侧——"通道控制区",控制程控放大器的倍数、采样曲线的颜色和滤波调节。

(2)中部——"显示区",显示采样曲线。

(3)右侧——"显示调节区",调节曲线的显示参数、Y 坐标和处理项目等。其有多项显示控制功能:

①Y 轴(轴度)刻度值显示——中间为 0,上下对称显示刻度值。

图 2-16　MedLab 采样通道

②信号上下限标志线(即刻度值间的黄条带):当放大倍数过大,超过黄条带范围后,波形

即削顶,此时应注意调小放大倍数,以免波形失真(图2-17)。注意:一般情况下应使黄条带在0值上下对称显示。

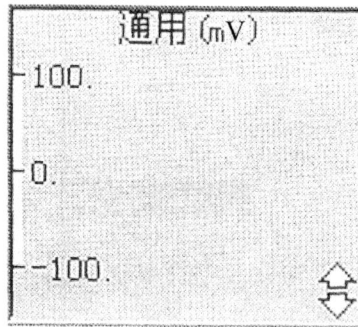

图2-17　MedLab信号上下限标志

③图形放大/缩小的调节:调节区的右下上、下箭头可调节图形的幅度大小。

④处理内容(默认是"通用(mV)"):在"通用(mV)"上单击鼠标左键,可进行处理内容和单位修正的设置(图2-18)。

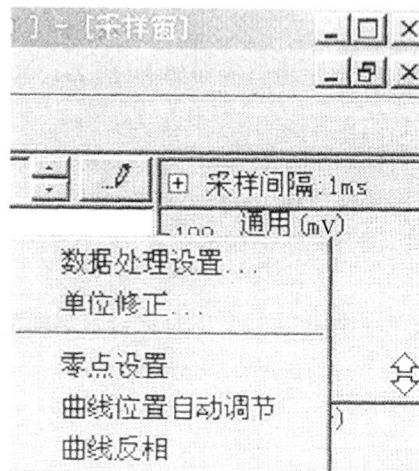

图2-18　MedLab"处理内容"设置

数据处理设置:在"数据处理设置窗"内进行数据处理项目的设置。

单位修正:在"单位修正窗"内进行单位修正和定标操作。

零点设置:设置选择通道的零点。

曲线位置自动调节:自动调节曲线在合适的位置。

曲线反相:使曲线反相。

曲线图形移动:在调节区中部,按下鼠标左键可上下移动曲线图形。

移动坐标:在调节区左边缘,按下鼠标左键可上下移动坐标,即可手动调节曲线零点。

6.X轴显示控制区

用来显示X轴时间刻度,控制X轴扩展与压缩、打标记,波形曲线在X轴方向上不同位置显示的控制,如图2-19所示:

(1)时间刻度显示区:用于显示采样的时间序列刻度及标记放置位置。

(2)X轴方向波形曲线滚动控制:利用鼠标单击水平滚动条或托动水平滚动棒可以横向拖

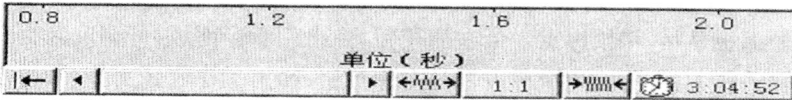

图 2-19　MedLab 信号采集窗口 X 轴显示控制区

动波形曲线,迅速在水平方向定位。

(3)X 轴扩展压缩比例控制显示:在观察与测量波形曲线时,有时需要在水平方向上扩展或压缩波形曲线,此时用鼠标点击按钮,波形曲线在水平方向上扩展/压缩,压缩比显示在中间的按钮上。

(4)定时器:显示定时器的时间,点击按钮定时器清零。

7.运行控制区

用于控制 MedLab 系统工作及存盘(图 2-20)。

(1)开始:按"开始"按钮,MedLab 开始采样或演示实验。

(2)停止:按"停止"按钮,MedLab 停止采样。

(3)观察:按下"观察"按钮,按钮上的图标变为 MedLab 开始以系统自定义序列文件名存盘。

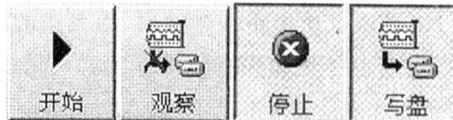

图 2-20 MedLab 运行控制区

8.刺激器控制区

用于选择刺激方式、参数及启动刺激器,如图 2-21、2-22 所示。

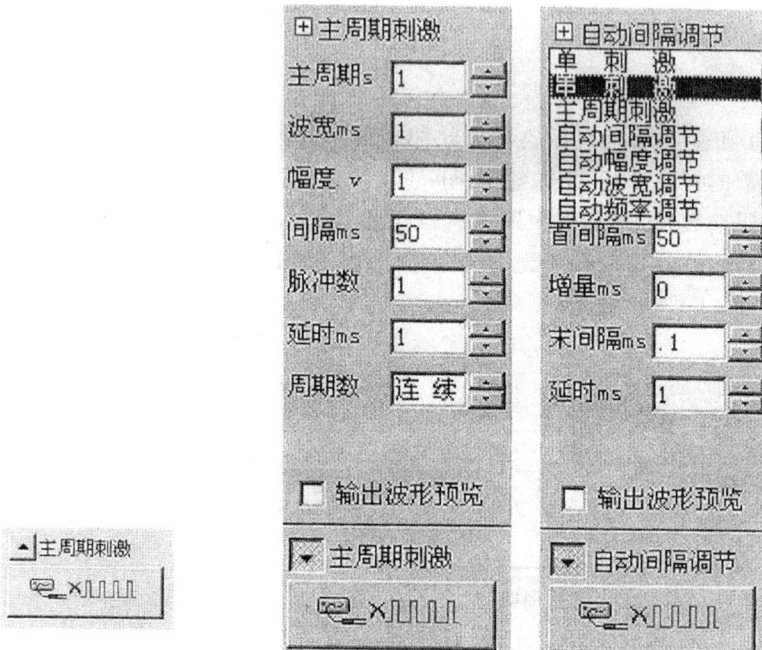

图 2-21　MedLab
刺激器控制区

图 2-22　MedLab 刺激字式及参数设置

（1）刺激器面板显示：用鼠标点击最左侧按钮，弹出刺激器面板，可调节刺激参数。

（2）刺激器工作方式选择：用鼠标点击最左侧按钮，弹出工作方式选择表，按需要选择其中之一，刺激器方式设置即完成。刺激模式有：单刺激、串刺激、主周期刺激、自动间隔调节、自动幅度调节、自动波宽调节、自动频率调节等模式。

①单刺激：与普通刺激器一样，输出单个方波刺激，延时、波宽、幅度程控可调（图 2-23）。可用于骨骼肌单收缩、期前收缩等实验。

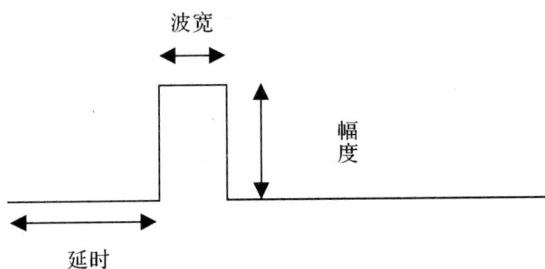

图 2-23　MedLab"单刺激"

②串刺激：相当于普通刺激器的复刺激，但刺激的持续时间由程序控制，即串长的概念，启动串刺激后到达串长的时间，刺激器自动停止刺激输出。串刺激的延时、串长、波宽、幅度、频率可调（图 2-24）。刺激减压神经、迷走神经和强直收缩等实验可采用此刺激方式。

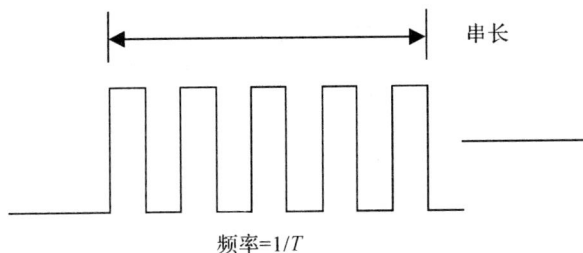

图 2-24　MedLab"串刺激

③主周期刺激：与普通刺激器比较此种刺激方式将几个刺激脉冲组成一个周期看待，多了主周期、周期数的概念（图 2-25）。主周期：每个周期所需要的时间。周期数：重复每一个周期的次数（也即主周期数）。每个主周期里有以下参数：延时、波宽（脉冲的波宽）、幅度（脉冲的幅度）、间隔（脉冲间的间隔）、脉冲数（一个主周期内脉冲的数目）。

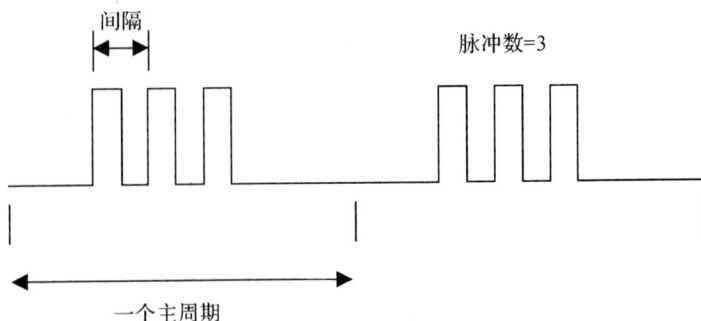

图 2-25　MedLab"主周期刺激"

④自动间隔调节：在主周期刺激的基础上增加脉冲间隔自动增减，默认的脉冲数为 2，主

要用于不应期的测定。主周期、延时、波宽、幅度、首间隔、增量、末间隔可调。

⑤自动幅度调节:在主周期刺激的基础上增加脉冲幅度自动增减,主要用于阈强度的测定。主周期、延时、波宽、初幅度、增量、末幅度、脉冲数、间隔可调。

⑥自动波宽调节:在主周期刺激的基础上增加脉冲波宽自动增减,主要用于时间－强度曲线的测定。主周期、延时、幅度、频率、首波宽、增量、末波宽可调。

⑦自动频率调节:在串刺激的基础上增加频率自动增减,主要用于单收缩强直收缩、膈肌张力与刺激频率的关系等实验。串长、波宽、幅度、首频率、增量、末频率、串间隔可调。

(3)刺激器开状态:见图 2-26-A。

(4)刺激器关状态:见图 2-26-B。

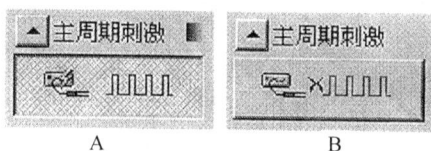

图 2-26　刺激器状态控制

第二节　药理学实验常用仪器

一、YSD-4 型药理、生理实验多用仪

1. 仪器的功能

YSD-4G 型药理、生理实验多用仪是一种综合性多用实验仪器,它由数字式集成电路对振荡频率进行逐次分频,产生各种不同的标准频率和时间间隔,可作为矩形波刺激器。波宽和电压幅度连续可调,并设有单次、双次、定时、连续等输出方式及延迟电路和同步输出。多用仪设置十进计数电路,采用三位数码管直接显示数字,可用于计时间、计液滴滴数和动物活动计数,并可接电磁标及记录仪进行记录;多用仪设有交流控制,做激怒电惊厥等实验还设有外接电热器进行恒温控制。

2. 仪器使用方法

(1)矩形波刺激器:由前面板上"刺激输出"插口可输出矩形波,矩形波的幅度由开关和"强度"旋钮调节,分为 0～2V,0～10V,0～50V 三档,每档均连续可调。矩形波的波宽由"波宽"旋钮调节,最大波宽为 20ms(需在频率低于 16Hz 以下),最小波宽为 0.1ms,连续可调。后面板上有"同步"输出插孔可接示波器外触发,使示波器与输出同步,供观察波形使用,前面板上的"延迟"旋钮可调节刺激输出与同步输出之间的延迟,以便在观察时波形处于示波器荧光屏的正中。延迟时间由 0.1ms 至 20s 连续可调。

前面板上的氖灯可显示刺激输出的有无,可显示刺激频率的快慢以及显示波的宽窄,但不能显示刺激的强度。

根据不同的用途可选择不同的刺激方式,由"刺激方式"选择开关决定分五种。

①"单次":按"启动"按钮可输出单次脉冲,可用于单刺激,如刺激肌肉神经标本,引起肌肉的单收缩。

②"定时":按"启动"按钮可输出连续脉冲,脉冲的频率由"频率"选择开关决定,但输出的

持续时间由"时间"选择开关决定,可用于定时刺激。例如:当"频率"为 8Hz,"时间"为 1s 时,按"启动"按钮即输出定时为 1s,频率为 8Hz 的矩形波,也就是在 1s 的时间内可输出 8 个脉冲。

③"连续 A":按"启动"按钮即可输出连续脉冲,脉冲的频率由"频率"选择开关决定,只有当按"停止"按钮时才停止输出,"连续 A"可用于连续刺激,如连续刺激离体蟾蜍坐骨神经标本,用示波器配合可观察神经的动作电位及药物对其的影响。

④"连续 B":本档主要用于激怒试验,由后面板两芯插座输出可变交流电压,输出的次数由"时间"选择开关控制,例如:0.125s 即 0.125s 输出一次;每次输出的持续时间由"频率"选择开关控制,例如:1Hz 即每次输出持续 1s。做激怒试验时将输出与附件相连,后面板左面的开关拨在"电惊厥"一边,一般情况下"时间"放在 1s,"频率"放在 4Hz(250ms),后面板上的旋钮可从 0~150V 调节输出交流电压的幅度,可调至适当强度,供作小白鼠激怒试验用,以观察氯丙嗪等安定药之安定作用。

在"连续 B"时前面板仍有刺激输出,输出的频率由"时间"选择开关决定,频率和时间为倒数关系,可由 0.125s(即 8Hz)~64s(即 1/60Hz 处)调节,此时"频率"选择开关需在频率高于 32Hz 处,"波宽"和"强度"旋钮仍起作用。

⑤"连续双次":当刺激方式置于"连续双次"时即可输出连续的双次脉冲,双次脉冲的频率由"时间"选择开关决定,两脉冲之间的间隔由"延迟"旋钮调节,从 50~200ms 连续可调,"波宽"和"强度"旋钮仍起作用。"连续双次"主要用于做观察心脏不应期的试验。

(2)数字式计数器:①计时间:前面板右边开关向上拨向"计时"多用仪时,即可按"时间"选择开关所选定的时间进行计时,由荧光数码管直接显示累计的时间数。"时间"在 1s 时显示为累计的"秒"数,"时间"在 60s 时,显示为累计的"分"数,可作为"电子钟"用。"停止"按钮可以复位至"0"。在计时的同时由后面板电磁标输出插孔可连接电磁标,供作记录。按"启动"或"停止"按钮电磁标Ⅰ均有输出,供记录用。

②动物活动计数:前面板右边开关向下拨向"计数"则要利用附件进行光电计数,将接光敏三级管的导线插头插入插孔中,将光源的电源线与后面板交流输出插座相连,即可观察记录镇静药、催眠药、安定药、中枢兴奋药对小白鼠的自发活动的影响,将其遮断光线的次数由数码管直接显示,由电磁标Ⅰ进行记录。

③计滴数:与光电计数原理相同,将受滴装置的引线插头插入插孔中,数码管即可显示滴下的液滴的次数,电磁标Ⅰ可进行记录。若与此同时还需要记时,可由后面板电磁标Ⅱ输出记时脉冲。

(3)电惊厥试验:将"刺激方式"置于"单次"的位置上,"时间"选择 0.25s,"频率"(即控制输出的持续时间)置于 4Hz(即 250ms),由后面板两芯插座输出可变交流电压开关拨向"电惊厥"一边,并将输出的两个鳄鱼夹尖端用生理盐水浸湿,一只夹在小白鼠两耳间的皮肤上,一只夹在下唇,然后按下"启动"按钮,即可使小白鼠发生电惊厥,以观察药物抗电惊厥的作用。

(4)恒温控制:将附件恒温箱上的水银接点式温度计调节到所需温度,把两电极引线与后面板上温度控制插孔相连,开关拨向"恒温"一边,后面板上两芯插座输出与"电热器"相连,则温度下降时有交流输出使"电热器"加热,温度上升超过规定值则自动断电,以保持温度恒定,可做各种器官的离体灌流、热板法镇痛实验等。

二、722 型光栅分光光度计

1.仪器的工作原理

722 型光栅分光光度计能在近紫外、可见光谱区域内对样品物质做定性定量的分析。分光光度计的基本原理是溶液中的物质在光的照射激发下,产生对光吸收的效应。物质对光的吸收是具有选择性的,各种不同的物质都具有其各自的吸收光谱,因此当某单色光通过溶液时,其能量就会被吸收而减弱,光能量减弱的程度和物质的浓度有一定的比例关系,当入射光、吸收系数和溶液的光径长度不变时,透过光根据溶液的浓度而变化。722 型光栅分光光度计的基本原理是根据上述的物理光学现象而设计的。

2. 仪器的基本操作

(1)将灵敏度旋钮设置"1"档(放大倍率最小)。

(2)开启电源,指示灯亮,选择开关置于"T",波长设置测试用波长。仪器预热 20min。

(3)打开试样室盖(光门自动关闭),调节"O"旋钮,使数字显示为"00.0"。盖上试样室盖,将比色皿架处于蒸馏水校正位置,使光电管受光,调节透过率"100%"旋钮,使数字显示为"100.0"。

(4)如果显示不到"100.0",则可适当增加电流放大器的倍率档数,但尽可能倍率置低档使用,这样仪器将有更高的稳定性。但改变倍率后必须按照(3)重新校正"0"和"100%"。

(5)预热后,按照(3)连续几次调整"0"和"100%",仪器可进行测定工作。

(6)吸光度 A 的测量,按照(3)调整仪器"00.0"和"100%",将选择开关置于"A",调节吸光度调零旋钮,使得数字显示为"0.000",然后将被测样品移入光度,显示值即为被测样品的吸光度的值。

(7)浓度 C 的测量,选择开关由"A"旋至"C",将已标定浓度的样品放入光路,调节浓度旋钮,使得数字显示为标定值,将被测样品放入光路,即可读出被测样品的浓度值。

(8)如果大幅度改变测试波长时,在调整"0"和"100%"后稍等片刻(因光能量变化急剧,光电管受光后响应缓慢,需一段光响应平衡时间),当稳定后,重新调整"0"和"100%",即可工作。

三、UV-75 系列紫外—可见分光光度计

1. 仪器用途

基于各种物质的分子及其结构,对不同波长的单色光呈现选择性吸收的特性。本仪器在紫外可见光光谱范围内,可对物质成分及含量进行定性和定量分析。

2. 仪器工作原理及结构

分光光度法利用物质对某种波长单色光的光能量的吸收特性,根据郎伯-比尔定律以测量物质的成分及含量。本仪器是利用相对测量原理工作,即先选定某一溶剂作为空白溶液(或参比溶液)将其透过率作为 100%(或吸光度、浓度为 0),然后测定试样的透过率(或吸光度、浓度),读取相对比值。对于浓度测量,还需测出标准浓度溶液来标定曲线斜率。

朗伯-比耳定律:

$$T = I/I_0$$
$$A = KCL = -\lg I/I_0$$

其中 T:透过率,A:吸光度,C:溶液浓度,K:溶液的吸光系数,L:液层在光路中的长度,I:光透过被测试样后照射到光电转换器上的强度,I_0:光透过参比测试样后照射到光电转换器上的强度。仪器的基本结构如图 2-27 所示。

3. 仪器的基本操作

(1)连接仪器电源线,确保仪器供电电源有良好的接地性能。

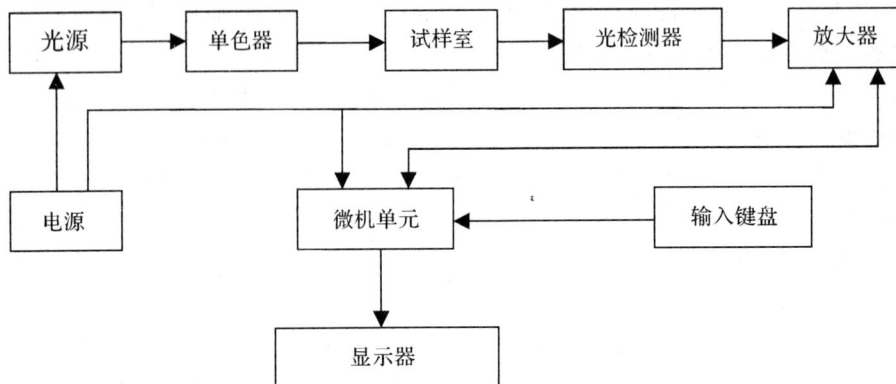

图 2-27　可见分光光度计

（2）接通电源，开机使仪器预热 20min。至仪器自动校正后，显示器显示"546.0nm、0.000A"仪器自检完毕，即可进行测试。

（3）用＜方式＞键设置测试方式，透过率（T），吸光度（A）。

（4）按"设定键"，屏幕上显示"WL＝×××.×nm"字样，输入所要分析的波长之后按"确认键"，显示器第一列右侧显示"×××.×NM BLANKING"，仪器即变换到所设置的波长及调 OABS/100％T。

（5）将参比样品溶液和被测样品溶液分别倒入比色皿中（请注意：波长在 200～360nm 之间必须用石英比色皿），打开样品室盖，将盛有溶液的比色皿分别插入比色皿槽中，盖上样品室盖。一般情况下，参比样品放在第一个槽位中。注意比色皿透光部分表面不能有指印、溶液痕迹，被测溶液中不能有气泡、悬浮物，否则将影响样品测试的精密度。

（6）将参比样品推（拉）入光路中，按"＜OABS/100％T"键调 OABS/100％T。此时显示器显示的"BLANKING"，直至显示"100.0T"或"0.000A"为止。

（7）当仪器显示器显示出"100.0T"或"0.000A"后，将被测样品推（或拉）入光路，这时，便可以从显示器上得到被测样品的测试参数。根据设置的方式，可得到样品的透射比（T）或吸光度（A）参数。

四、YLS-6A 智能热板仪

1.仪器的功能

热板法是镇痛药物筛选、检测的一种常用方法，也是一种能确定、区分中枢神经和末梢神经镇痛机制的方法之一。YLS-6A 智能热板仪传导性好，温度控制误差＜±0.2℃，计时准确，还增加了打印功能和脚踏、手揿有线控制功能，能方便地完成对小鼠、大鼠、豚鼠的检测实验，是教学和科研的理想仪器。本仪器使用简便，对组织损伤最小，痛反应潜伏期较长，便于观察及测出药物之间的较小差异，以利于比较出药物镇痛作用的强弱、快慢及持续时间，是目前国内外热板仪中较先进的一种。

2.主要技术指标

温度显示方式：数码显示。

温度设定方式：按键。

温度设定范围：＋2～＋80℃。

温度控制误差：＜±0.2℃。

温度显示误差：＜0.5％±1。

时间控制方式：面板按键、脚踏开关、手揿按钮。

时间显示范围：0.01～999.9s。

时间显示误差：＜0.02‰s。

升温时间：＜20min（环境 20℃时升至 55℃时）。

存置环境温度：＋10～＋50℃。

使用环境温度：25±5℃。

使用环境湿度：0～75％。

电源要求：220V，50～60Hz。

输入功率：70W。

体积：300mm（长）×200mm（宽）×310mm（高）。

重量：7kg。

3. 仪器的基本操作

（1）开机：连接电源，打开开关。时间显示屏显示"0.00"，温度显示屏显示当前环境温度并开始向原始设定温度升温，仪器进入了正常的工作准备状态。

（2）温度设定：按动一下"升温"或"降温"按钮，温度显示屏内的数字闪动进入温度设定程序，这时可再按动"升温"或"降温"按钮调整到实验要求的温度。每按一下，调整 0.1℃，当按住"升温"或"降温"按钮超过 2s 时，温度调整将进入快速调整，松开按钮后调整自动停止。设定完成后显示窗内数字闪动 5s 后自动转换成显示当前温度。注：该仪器在时间计时时温度不能调整。

（3）升温：温度设定好后自动进入升温阶段，温度到达设定值时，无需等待稳定时间即可进入实验阶段。

（4）时间显示和计时控制：时间显示的最小值为 0.01s 最大值 999.9s，其显示方式为自动归零起始式，即每按动一次计时开关，时间从零开始计时直到再按动一次计时开关时才停止，并锁定数据。

该仪器的计时控制分三种形式：①面板按钮。②脚踏开关，这主要在用两手测试大鼠或豚鼠时使用。③手揿开关，这主要是为了让操作人员能更集中精力地观察动物的疼痛反应，提高操作速度，减少操作上的误差，使实验更加准确。

（5）打印和打印设置：该仪器配备了外置平台式打印机，可将实验的计时数据打印出来，以便得到永久的原始资料。①打印机联接。打印机电源线插好后，打印机面板上的 P 指示灯（红）亮。按动打印机上的 SEL 按钮，使"SEL"灯（绿）亮，这时仪器面板上的打印机联机灯（红）亮，这说明仪器和打印系统联接良好。②打印设置和方式：1）随测打印：打印机处于联机状态，实验准备好后，按一下"分组"键 G，时间显示屏上显示 OK，3s 后消失，随后每测一只动物，打印机就按序号打印出一个计时时间，直到一组测试完成，下一组测试之前再按一次"分组"键，打印机又将打印另一组。2）存储打印：如果不想每测一次打印一下，可进行存储设置，如连续测试三组后，再打印。即：测试完三组后按"打印"键，时间屏显示 OK，这时再按分组键，将显示 0，1，2，根据需要选定每组，再按"打印"键，将打印出数据。0 为本次测试组（即最后一次测试组），1 为上次组，2 为再上次组，这样可以全部打印，也可有选择地打印出所需的每组数据。

五、YLS-2T 型小鼠跳台记录仪

1. 仪器的功能

YLS-2T 型小鼠跳台记录仪采用分体式结构，主机与跳台箱用一根 25 芯电缆连接。主机微电脑控制对小鼠下台行为有分辨能力，可设定测试时间、数码显示、打印错误次数和每次错误时间，并有短路报警断电功能。跳台箱为箱体、上盖、前插板和粪便板以及跳台座。跳台座为直径 45mm，高度 45mm 的尼龙制品，可根据实验要求在箱内随意摆放。

2. 仪器的基本操作

（1）设定：

①测试时间设定：按"设定"键，在"一室"上有数字显示，按动"＋"、"－"键设定测试时间，最大为 600min。

②时钟设定：再次按"设定"键，"定时"指示灯亮，"一、二、三、四、五"室代表年、月、日、时、分，按动"＋""－"设定时钟。

（2）限流设定：一般选择 0.4 或 0.8mA。

（3）计数：按"计数"键，指示灯亮，开始记录，显示每次跳下的时间，指示灯熄灭，显示错误次数。按"＋"显示每次跳下的时间，按"－"显示错误次数。

（4）打印：按"SEL"键，SEL 灯亮处于待机状态。再按"打印"键就可打印。

（5）报警：显示屏左上角红灯亮，发出短鸣声为断路报警，按"计数"键可恢复计数。

六、Dig Behv 自发活动视频分析系统使用

动物自发活动实验是观察实验动物（小鼠、大鼠）在自然状态下的活动情况，又称开场实验，常用于评价药物对神经精神系统的影响。Dig Behv 自发活动视频分析系统采用视频摄像技术，实现实验过程的自动化，提供丰富的定量指标，增加实验结果的客观性，并可先摄像，记录原始视频图像，事后再回放分析。

操作步骤：

（1）打开主界面。

（2）点击"实验"→"新建实验"→"添加组"→"添加动物"→选择离线视频文件还是在线视频文件，指定动物视频文件。

（3）点击"采集"→"开始采集"。

（4）点击"实验"→"指定开放场"，对实验动物和设定好的开放场进行关联。点击"轨迹"→"识别轨迹"，在当前视频中识别动物的轨迹。点击"指标"→"导出指标到文件"，把指标导出到Excel 文件中。

第三章　药理学总论实验

第一节　影响药物作用的因素

影响药物作用的因素,主要包括药物和机体两个方面的因素,在本章实验中,主要重点探讨药物因素对药物作用的影响。

(1)药物的理化性质,决定了药物在体内的吸收、分布、代谢和排泄,最终决定了药物的作用性质和作用强度,如给动物腹腔注射溶解度不同的钡盐后将表现出不同的症状。

(2)不同的给药途径直接影响药物的吸收快慢和血浆药物浓度,从而可致药物作用强度、起效时间及疗程长短的不同,有时甚至因给药途径不同,导致接触药物的靶器官差异,而改变药物的作用性质。如 $MgSO_4$ 口服可导泻,注射给药则产生镇静、抗惊厥和降压作用。

(3)药物的剂量不仅可影响药物的作用强度,还可能产生质的差异。

(4)联合用药时,将产生药物的相互作用,如钙镁拮抗,药酶诱导剂和抑制剂对药物血药浓度的影响等。

实验 3.1　药物的溶解度对药物作用的影响

【目的】

观察不同钡盐的溶解度与作用的关系。

【材料】

药品:2%硫酸钡混悬液,2%氯化钡溶液。

器材:1ml 注射器,天平,鼠笼。

动物:小鼠 2 只。

【方法】

取鼠标号、称重,观察正常活动,然后按体重 200mg/kg,分别腹腔注射 2%硫酸钡混悬液和 2%氯化钡溶液,置鼠笼内观察两鼠出现什么反应? 记录结果。

【记录】

鼠　号	体重(g)	钡盐和剂量	用药后症状

【注意事项】

1. 两鼠的体重宜相近。

2. 硫酸钡为极难溶解的钡盐,必须摇匀后立即注射,氯化钡易溶于水。

3. 钡离子具有中枢抑制、平滑肌兴奋等毒性作用。

实验 3.2　不同给药途径对药物作用的影响

【目的】

观察药物因不同给药途径出现作用快慢的差异。

【材料】

药品：0.5%戊巴比妥钠溶液。

器材：1ml 注射器，小鼠灌胃器，注射针头，天平，鼠笼。

动物：小鼠 2 只。

【方法】

取鼠称重、标号，按 0.5%戊巴比妥钠溶液 0.1ml/10g$_{体重}$分别给鼠灌胃和腹腔注射。记录给药时间、翻正反射消失（睡眠的指标）和恢复（醒转的指标）时间。比较不同给药途径的药物作用影响。

【记录】

鼠号	性别	体重(g)	给药途径灌胃、腹腔	剂量(ml)	给药时间	出现睡眠时间	给药至睡眠时间	醒转时间	睡眠持续时间(min)

【注意事项】

小鼠最好取体重相近的。

实验 3.3　剂量对药物作用的影响

【目的】

观察和比较不同剂量的戊巴比妥对小鼠作用的差异。

【材料】

药品：0.2％、0.4％和 0.8％戊巴比妥钠溶液。

器材：1ml 注射器，天平，鼠笼。

动物：小鼠 3 只。

【方法】

取小鼠 3 只，标号、称重，观察小鼠的正常活动和翻正反射情况。甲鼠给予 20mg/kg 的 0.2％戊巴比妥钠溶液，乙鼠给予 40mg/kg 的 0.4％戊巴比妥钠溶液，丙鼠给予 80mg/kg 的 0.8％戊巴比妥钠溶液，均采用腹腔注射法投药。给药后观察并比较小鼠的活动情况，翻正反射消失及恢复时间。

【记录】

鼠号	体重(g)	戊巴比妥钠和剂量	给药时间	翻正反射消失时间	翻正反射恢复时间	潜伏期（min）	作用维持时间(min)

【注意事项】

小鼠最好取体重相近的。

实验 3.4 钙和镁的拮抗作用

【目的】

观察钙离子和镁离子的相互作用。

【材料】

药品:5％硫酸镁溶液、10％葡萄糖酸钙注射液(或 5％氯化钙注射液)。

器材:10ml 及 20ml 注射器连注射针头。

动物:兔 1 只。

【方法】

家兔称重,观察正常活动情况,呼吸频率/min,肌紧张及翻正反射。然后由耳缘静脉缓慢注入 5％硫酸镁溶液 175mg/kg,边注射边观察,如见兔肌肉松弛不能站立,呼吸抑制时,立即检查上述指标,并由耳缘静脉缓慢注入 10％葡萄糖酸钙(每分钟不超过 2ml)或 5％氯化钙注射液(2.5～5ml/kg),直至翻正反射恢复为止。记录实验结果并予分析。

【记录】

	钙和镁的拮抗作用观察指标		
	呼吸频率/min	肌紧张	翻正反射
正　常			
硫酸镁			
钙　剂			

【注意事项】

1. 注射硫酸镁溶液必须缓慢,全药量约在 2～3min 内注射完毕,否则易造成动物死亡。

2. 钙剂需预先抽在注射器内备用。

实验 3.5　药物的配伍禁忌

【目的】

观察某些注射剂的配伍禁忌。

【材料】

药品:4 万 U/ml 青霉素钾盐溶液,1.25％盐酸四环素溶液,2.5％盐酸氯丙嗪溶液,5％盐酸葡萄糖溶液,20％磺胺嘧啶钠溶液,12.5％维生素 C 溶液。

器材:1ml 注射器 2 支,1ml 吸管×4 支,试管架 1 个,玻璃铅笔,短试管 5 支,橡皮吸球。

【方法】

分别将下表所列各组的两种药物配伍在一起(放入同一试管),观察并记录所发生的现象(即时及混合后 10min)。

【记录】

组别	配伍的药物	发生的现象	
		配伍即时	配伍后 10min
1	4 万 U/ml 青霉素钾盐溶液 1ml＋2.5％盐酸氯丙嗪溶液 1ml		
2	4 万 U/ml 青霉素钾盐溶液 1ml＋1.25％盐酸四环素溶液 1ml		
3	4 万 U/ml 青霉素钾盐溶液 1ml＋5％盐酸葡萄糖溶液 1ml		
4	1.25％盐酸四环素溶液 1ml＋5％盐酸葡萄糖溶液 1ml		
5	20％磺胺嘧啶钠溶液 1ml＋12.5％维生素 C 溶液 1ml		

【注意事项】

配伍禁忌即药物物理化学性质的相互作用,故两种药物配伍后应摇匀,使其充分混合。

实验 3.6　药酶诱导剂对药物作用的影响

【目的】

了解药酶诱导剂对某些药物作用的影响。

【材料】

药品:0.8%苯巴比妥钠溶液,0.01%硝酸士的宁溶液,生理盐水。

器材:天平,1ml 注射器,秒表,鼠笼。

动物:小鼠 2 头(雄性)。

【方法】

1. 实验前 48h 给甲鼠腹腔注射生理盐水 0.1ml/10g(作对照),乙鼠腹腔注射 0.8%苯巴比妥钠溶液 0.1ml/10g。

2. 实验时先将两鼠称重,标号,观察小鼠的活动情况,然后甲鼠腹腔注射 0.01%硝酸士的宁溶液 0.25ml/10g,观察给药后小鼠的反应,用秒表记录给药完毕到小鼠出现惊厥反应的时间及死亡情况。乙鼠同样腹腔注射 0.01%硝酸士的宁溶液 0.25ml/10g,观察给药后的小鼠反应,并用秒表记录给药完毕到小鼠出现惊厥反应时间及死亡情况。

3. 比较两鼠的实验结果。

【记录】

将实验结果填入下表:

组别	性别	体重(g)	士的宁剂量	潜伏期	动物死亡情况
生理盐水组					
苯巴比妥钠组					

【注意事项】

两鼠的体重宜相近。

实验 3.7 药酶抑制剂对药物作用的影响

【目的】

了解药酶抑制剂对某些药物作用的影响。

【材料】

药品:0.25%氯霉素水溶液,1%环己巴比妥钠溶液,生理盐水。

器材:天平,1ml 注射器,鼠笼。

动物:小鼠 2 只(雄性)。

【方法】

1. 实验时先将两鼠称重,标号,观察小鼠的正常活动情况及有无翻正反射。

2. 甲鼠腹腔注射生理盐水 0.1ml/10g(作对照),45min 后腹腔注射 1%环己巴比妥钠溶液 0.1ml/10g,给乙鼠腹腔注射 0.25%氯霉素溶液 0.1ml/10g,45min 后同样腹腔注射 1%环己巴比妥钠溶液 0.1ml/10g,记录两鼠给药时间,观察两鼠活动情况,翻正反射消失及恢复时间。

3. 比较两鼠的实验结果。

【记录】

组别	性别	体重(g)	环己巴比妥钠剂量	给药时间	翻正反射		
					消失时间	恢复时间	维持时间

【注意事项】

两鼠体重最好相近,如室内温度在 20℃以下,应给麻醉小鼠保暖,否则动物将因体温下降,代谢减慢,不易苏醒。

第二节　药物效应动力学和药物代谢动力学实验

药物效应是指药物引起的机体机能改变,有时也包括组织的改变,包括兴奋和抑制两种基本作用。药物的效应往往与剂量有关,利用药物的剂量与效应的量—效关系曲线,可进行相应的药效学参数的测定。

药物代谢动力学研究的是药物在体内的吸收、分布、代谢和排泄过程,在药代动力学研究的整体实验中,常用的方法是给药后经一定时间后取血、尿、胆汁等,测定药物浓度。在本章实验中,采用传统的比色法制作标准曲线,根据给药后各时间点的药物浓度计算相应的药代动力学参数。

实验 3.8　（异）戊巴比妥钠半数有效量（ED_{50}）和半数致死量（LD_{50}）测定

【目的】

经小白鼠给出求戊巴比妥钠的 LD_{50}、ED_{50} 及其治疗指数。

1. 戊巴比妥钠半数致死量（LD_{50}）的测定（实验示例,供同学参考）。

【方法】

取体重 20g 左右小鼠 50 只,分为 5 组,每组 10 只。各组分别腹腔注射不同剂量戊巴比妥钠。注射后 24h,记录各组死亡鼠数。结果如下所示。

按公式:$LD_{50} = \lg^{-1}[X_m - i(\sum P - 0.5)]$ 计算或几率单位 — 对数剂量作图法,求得 $LD_{50} = 120\text{mg/kg}$。

【结果】

组别	剂量 D (mg/kg)	$\lg D$	实验鼠数	死亡鼠数	死亡反应百分率(%)	P	LD_{50}(mg/kg)
1	187.5	2.273	10	10	100	1.0	
2	150.0	2.176	10	7	70	0.7	
3	120.0	2.079	10	6	60	0.6	120
4	96.0	1.982	10	2	20	0.2	
5	72.0	1.857	10	0	0	0	

按公式 $LD_{50} = \lg^{-1}[X_m - i(\sum P - 0.5)]$ 计算,求 LD_{50}。

其中 X_m=最大剂量对数值,P=动物死亡率(用小数表示),$\sum P =$ 各组死亡率的总和,

$i=$ 相邻两组剂量比值的对数(高剂量做分子)。

将实验结果代入上述公式:

$$X_m=\lg 187.5=2.273$$

$$\Sigma P=1.0+0.7+0.6+0.2+0=2.5$$

$$i=\lg \frac{187.5}{150.0}=\lg 1.25=0.0969$$

$$LD_{50}=\lg^{-1}[X_m-i(\sum P-0.5)]$$
$$=\lg^{-1}[2.273-0.0969(2.5-0.5)]$$
$$=\lg^{-1}[2.273-0.1938]=\lg^{-1}2.0792$$
$$=120.0(mg/kg)$$

2.戊巴比妥钠半数有效量(ED_{50})的测定。

【材料】

药品:戊巴比妥钠溶液(浓度为 0.20%,0.25%,0.31%,0.39%,0.49%)。

器材:0.25ml(或 1ml),注射器,$5\frac{1}{2}$针头,天平、鼠笼。

动物:小白鼠(20g 左右)50 只。

【方法】

取体重 20g 左右小鼠 10 只,分为 5 组,每组 2 只,称重。每组分别给与腹腔注射不同剂量戊巴比妥钠 49 mg/kg、39 mg/kg、31 mg/kg、25 mg/kg、20 mg/kg,以翻正反射消失作为入睡指标,给药 15min 后,记录各组出现催眠反应的鼠数。采用公式 $ED_{50}=\lg^{-1}[X_m-i(\sum P-0.5)]$ 计算或几率单位—对数剂量作图法,求得出现催眠反应的 ED_{50}。

【记录】

组别	剂量 D (mg/kg)	lgD	实验鼠数	催眠鼠数	催眠反应百分率(%)	ED_{50} (mg/kg)
1	49	1.6900				
2	39	1.5911				
3	31	1.4911				
4	25	1.3979				
5	20	1.3010				

汇总整个实验室结果,按公式 $ED_{50}=\lg^{-1}[X_m-i(\sum P-0.5)]$ 计算,求 ED_{50} 与 $LD_{50}=\lg^{-1}[X_m-i(\sum P-0.5)]$ 公式相比。其中 $P=$ 动物反应率(用小数表示),如 20% 即 0.2。$\sum P=$ 各组反应率的总和。

(3)戊巴比妥钠治疗指数的测定。

由以上实验所测得戊巴比妥钠的 LD_{50} 和 ED_{50},求得治疗指数。

$$治疗指数=\frac{LD_{50}}{ED_{50}}$$

【注意事项】

1.小白鼠体重相近。

2.避免进针太平,造成皮下给药,影响药效。

实验 3.9　乙酰胆碱药效学参数 PD2 测定

【目的】

利用离体豚鼠回肠标本,观察乙酰胆碱(Ach)的量效关系,并计算 Ach 的药效学参数 EC_{50}、PD2、K 及 E_{max}。

【材料】

药品:氯化乙酰胆碱溶液:10^{-7} mol/L,10^{-6} mol/L,10^{-5} mol/L,10^{-4} mol/L,10^{-3} mol/L,10^{-2} mol/L,10^{-1} mol/L,台氏度[$(1/2Ca^{2+})$]。

器材:超级恒温器,双层浴管,张力换能器,铁支架,双凹夹,弹簧夹,L 形钩,充氧器,输液针,缝线,1g 重物,吊钩,表面皿,烧杯,20ml 量筒,螺旋夹,0.25ml 注射器,手术器械,木棒,方盘,MedLab 系统。

动物:豚鼠 1 只。

【原理】

1. 乙酰胆碱可兴奋豚鼠回肠上的 M 受体而使回肠收缩,且随浓度的提高该效应亦随之有规律地增加,其量效关系符合下式:

$$\frac{E}{E_{max}} = \frac{[D]}{K_D + [D]} \tag{1}$$

根据离体实验中得到的 $[D]$—E 数据,以 $\lg[D]$ 对 E 作图,可得到 Ach 的对称 S 型量效曲线。

2. 药效学参数主要包括平衡解离常数(K_D),半数效应量(EC_{50})亲和力指数(PD2)及最大效应(E_{max})等,均可由实验测得,但 S 型量效曲线及(1)式不便进行回归分析,通常需要将其直线化,然后通过回归推算药效学参数,本实验直线化方法用 Scott 比值法,令 $x=[D]$,$y=\frac{[D]}{E}$ 则(1)式变为

$$\frac{[D]}{E} = \frac{1}{E_{max}}[D] + \frac{K_D}{E_{max}} \tag{2}$$

即　　　　　$y = bx + a$,$E_{max} = \frac{1}{B}$,$K_D = \frac{a}{b}$,$EC_{50} = K_D$,$PD2 = -\lg K_D$。

【方法】

1. 调节启动超级恒温水浴(浴温 32℃)。

2. 制备回肠标本。取豚鼠 1 只,木棒猛击枕部处死,迅速打开腹腔,于离回盲部 2cm 处剪断回肠,分离肠系膜,取出回肠 15～20cm,放入盛有台氏液的烧杯中,用注射器或移液管将肠内容物冲洗干净,剪成 2cm 长的肠段。

3. 悬挂标本。浴管内加入台氏液 20ml,通空气 1～2 个气泡/s。用缝线固定肠段两端,一端系于 L 形钩上,放入浴管,另一端的线连接于张力换能器输入 MedLab 系统(调节线的松紧度

以肠前负荷达 1g 为宜),稳定 10min。

4. 开始实验。开启 MedLab 系统打开配置,点击"离体肠实验"调节离体肠张力变化曲线后使系统进入"写盘状态"。

5. 加药。描记一段给药前曲线(纸速 16mm/min)后,按下表加入不同浓度 Ach,每加一次后待收缩曲线不再上升时,即用台氏液冲洗三次,稳定 10min,按序加一个浓度的 Ach,以此类推。

【记录】

加药顺序	Ach (mol/L)	加 Ach 容积 (ml)	浴管中 Ach 即(D) (mol/L)(X)	收缩幅度(E) (cm)	$\dfrac{D}{E}(Y)$
1	10^{-7}	0.2	10^{-9}		
2	10^{-6}	0.1	5×10^{-9}		
3	10^{-6}	0.2	10^{-8}		
4	10^{-5}	0.1	5×10^{-8}		
5	10^{-5}	0.2	10^{-7}		
6	10^{-4}	0.1	5×10^{-7}		
7	10^{-4}	0.2	10^{-6}		
8	10^{-3}	0.1	5×10^{-6}		
9	10^{-3}	0.2	10^{-5}		
10	10^{-2}	0.1	5×10^{-5}		
11	10^{-2}	0.2	10^{-4}		
12	10^{-7}	0.1	5×10^{-4}		
13	10^{-7}	0.2	10^{-3}		

【整理结果】

1. 列表绘图:测量回肠收缩曲线上升幅度(cm)填入表,以 E 为 y,$\lg(D)$ 为 x 绘制量效曲线。

2. 计算药效学参数(Scott 比值法)。

以 $\dfrac{[D]}{E}$ 为 y 对以 $[D]$ 为 x 作直线回归得出 a、b 值,代入原理中的公式,求出 K_D、EC_{50}、PD2、E_{max}。

附:直线回归计算公式:

$$y = a + bx$$

$$b = \frac{\sum xy - \dfrac{\sum x \cdot \sum y}{n}}{\sum x^2 - \dfrac{(\sum x)^2}{n}} = \frac{\sum xy - \bar{x}\sum y}{\sum x^2 - \bar{x}\sum x}$$

$$a = \bar{y} - b\bar{x}$$

【注意事项】

1. 制备肠段时避免损伤。

2. 加药量必须准确,要直接将药加在液面上。

3. 实验开始后,不得随意调节换能器和 MedLab 生物采集处理系统的相关配置。

实验 3.10 苯海拉明对组胺竞争性拮抗作用 PA2 测定

【目的】

利用离体豚鼠回肠制备,观察苯海拉明(DH)对组胺(HA)的竞争性拮抗作用,并了解 PA2 的测定方法及其意义。

【材料】

药品:磷酸组胺溶液($C_5H_2N_3 \cdot 2H_3PO_4$, 307.1)$10^{-7} \sim 10^{-1}$ mol/L,盐酸苯海拉明溶液 ($C_{17}H_{21}ON \cdot HCl$, 291.8)10^{-5}, 5×10^{-5}, 10^{-4} mol/L,台氏液$\left(\frac{1}{2}(Ca^{2+}) \right)$。

器材:离体器官恒温装置,剪刀,镊子,缝针,1g 重物,培养皿,0.25ml 注射器,MedLab 系统。

动物:豚鼠一只。

【原理】

1.组胺可兴奋离体豚鼠回肠的 H_1 受体,离体肠肌收缩,其量效关系符合 Clark 基本公式:

$$f = \frac{E}{E_{max}} = \frac{(DR)}{RT} = \frac{(D)}{K_D + (D)}$$

累积法增加浴管中的药物浓度,可使回肠收缩产生的张力逐渐增大直至 E_{max},其量效曲线的直线化可采用双倒数法:

$$\frac{1}{E} = \frac{E}{E_{max}} + \frac{K_D}{E_{max}} \cdot \frac{1}{(D)}$$

2.苯海拉明可竞争性拮抗组胺兴奋豚鼠回肠的作用,当给予不同浓度的苯海拉明后,组胺的量效关系符合下式:

$$f = \frac{E}{E_{max}} = \frac{-(D)}{K_D + (D) + \frac{K_D}{K_A} \cdot (A)}$$

双倒数法直线公式为:

$$\frac{1}{E} = \frac{1}{E_{max}} + \left(1 + \frac{A}{K_A} \right) \frac{K_D}{E_{max}} \cdot \frac{1}{(D)}$$

3.PA2 是竞争性拮抗剂的拮抗指数,定义为使激动剂浓度乘 2 才能达到原先作用强度的竞争性拮抗剂浓度的负对数。

两条直线斜率的比值$\frac{b_1}{b_2} = 1 + \frac{A}{K_A}$

$$PA2 = -\lg K_A = -\lg(A) - \lg \frac{b_1}{b_2 - b_1}$$

可作多个拮抗剂浓度的 PA2 值,取其平均值作为 PA2 的最后估算。

【方法】

1.调节启动超级恒温水浴(浴温 32℃)。

2.制备回肠标本。取豚鼠(禁食 12～24h)1 只,木棒猛击枕部处死,迅速打开腹腔,于离回盲部 2cm 处剪断回肠,分离肠系膜,取出回肠 15～20cm,放入盛有半钙台氏液的烧杯中,用台氏液将肠内容物冲洗干净,剪成长 1.5～2cm 的肠段。

3.悬挂标本。浴管内加入台氏液 20ml,通空气 1～2 个气泡/s。用缝线固定肠段两端,一端系于 L 型钩上,放入浴管,另一端的线连接于张力换能器输入 MedLab 系统(调节线的松紧度以肠前负荷达 1g 为宜),稳定 10min。

4.加药

①描记一段加药前曲线(纸速 16mm/min)后,按表依次加入各浓度的 HA,每加一次待收缩曲线不再上升时,即用台氏液冲洗三次,稳定 10min 后,按序加下一个浓度的 HA,由此类推。

②冲洗浴管后,加入 5×10^{-5} mol/L DH0.2ml,使浴管浓度为 5×10^{-7} mol/L,稳定 5min,同上法加入 HA。

【记录】

给药顺序	(1)HA 浓度 (mol/L)	(2)加 HA 容积 (ml)	(3)浴管中 HA 累积浓度$(D)\frac{1}{D}$(mol/L)	回肠收缩幅度(cm)			
				DH10^{-7} E_0 $1/E_0$	5×10^{-7} E_1 $1/E_1$	10^{-6} E_2 $1/E_2$	E_3 $1/E_3$
1	10^{-7}	0.20	10^{-9}				
2	10^{-6}	0.10	5×10^{-9}				
3	10^{-6}	0.20	10^{-8}				
4	10^{-5}	0.10	5×10^{-8}				
5	10^{-5}	0.20	10^{-7}				
6	10^{-4}	0.10	5×10^{-7}				
7	10^{-4}	0.20	10^{-6}				
8	10^{-3}	0.10	5×10^{-6}				
9	10^{-3}	0.20	10^{-5}				
10	10^{-2}	0.10	5×10^{-5}				
11	10^{-2}	0.20	10^{-4}				
12	10^{-1}	0.10	5×10^{-4}				
13	10^{-1}	0.20	10^{-3}				

【整理结果】

1.测量肠段收缩幅度,列表填入。

2.令 $x = \frac{1}{(D)}$,$y = \frac{1}{E}$,对组胺及加 DH 后的浓度—效应数据,进行直线回归。

3.计算 PA2。

【注意事项】

1.制备肠段时避免损伤。

2.加药量必须准确,要直接加到液面上。

3.抽药加药时要求一看到曲线变平立即加入下一次药,每次加药后的反应时间约为 20～30s,一边加药一边做标记。

4.实验开始后,不得随意调节换能器和 MedLab 生物采集处理系统的相关配置。

实验 3.11 药物的胆汁排泄试验

【目的】

以磺胺钠为例，掌握测定胆汁排泄药物的基本方法。

【材料】

药品：10%磺胺钠溶液，7.5%三氯醋酸溶液，0.5%亚硝酸钠溶液，0.5%麝香草酚钠溶液，草酸钾结晶，10%水合氯醛溶液。

器材：试管12只，10ml移液管1只，5ml4只；1ml2只；移液器1支，吸头若干，试管架，离心机，分光光度计，手术剪，眼科剪，止血钳，镊子，缝线，药棉，细塑料导管，注射器。

动物：大白鼠（200～250g）1只。

【原理】

大白鼠无胆囊，具有药物直接经胆汁排泄的特点。根据药物在胆汁中的浓度（B）和在血浆中的浓度（P）的比值B/P，将通过胆汁排泄的药物分成三类。

A类：$B/P \approx 1$，胆汁排泄量少。

B类：$B/P = 10 \sim 1000$，胆汁排泄量多。

C类：$B/P < 1$，胆汁几乎不排泄。

【方法】

取大白鼠一只，称重，用10%水合氯醛0.3g/kg（0.3ml/100g）腹腔注射麻醉，背位固定于手术台上，在剑突下作纵行切口2～3cm，从十二指肠的肠系膜处找到黄色透明的总胆管，分离之，结扎近十二指肠端，在胆管远端作一切口，向肝方向插入细塑料导管，结扎固定，此时可见黄色胆汁流出，收集胆汁约0.5ml（作空白对照），然后分离股静脉，注射10%磺胺钠0.3g/kg（0.3ml/100g），记录给药时间，并分别收集给药后1h、2h、3h的胆汁，记录每小时的胆汁量。

分别准确吸取每份胆汁0.2ml，加入7.5%三氯醋酸6.8ml，摇匀使蛋白沉淀，1500r/min，离心5min；吸取上清液3.5ml于另一试管中，加0.5%亚硝酸钠0.5ml，摇匀后，再加0.5%麝香草酚1ml，摇匀，可见橙红色反应，用分光光度计，于525nm波长测定光密度（D），从标准曲线上查得每份胆汁中的磺胺钠含量。

【记录】

给药后时间(h)	胆汁量(ml/h)	光密度(D)	磺胺钠浓度(mg%)	磺胺钠排泄量(mg)
1				
2				
3				

　　药物胆汁排泄累积百分数＝排泄量/给药量×100％，计算给药后 1h、2h、3h 胆汁排泄累积百分数。

　　【注意事项】

　　伤口不宜过大，找胆总管时应先找到十二指肠，从其上段找到黄色透明的胆管，注意与毛细血管区别。

实验 3.12　药物血浆半衰期的测定

【目的】
以磺胺类药物为例,学习测定药物半衰期($t_{1/2}$)的基本方法。

【材料】
药品:5%磺胺钠溶液,7.5%三氯醋酸溶液,0.5%亚硝酸钠溶液,0.5% 麝香草酚钠溶液,草酸钾结晶,20%乌拉坦溶液。

器材:试管 20 只,10ml 移液管 1 只,1ml 2 只,2ml 8 只;移液器 1 支,吸头若干,试管夹,试管架,离心机,722 型分光光度计,手术剪,眼科剪,止血钳,动脉夹,眼科镊,缝线,药棉,纱布,捆扎绳,注射器 10ml 1 支,5ml 1 支。

动物:兔 1 只。

【原理】
磺胺类药物为对氨基苯磺酰胺类化合物,在酸性溶液中,可与亚硝酸钠起重氮反应,产生重氮盐。在碱性溶液中,重氮盐可与酚类化合物(麝香草酚)起偶氮反应,形成橙红色的偶氮化合物,见图 3-1。

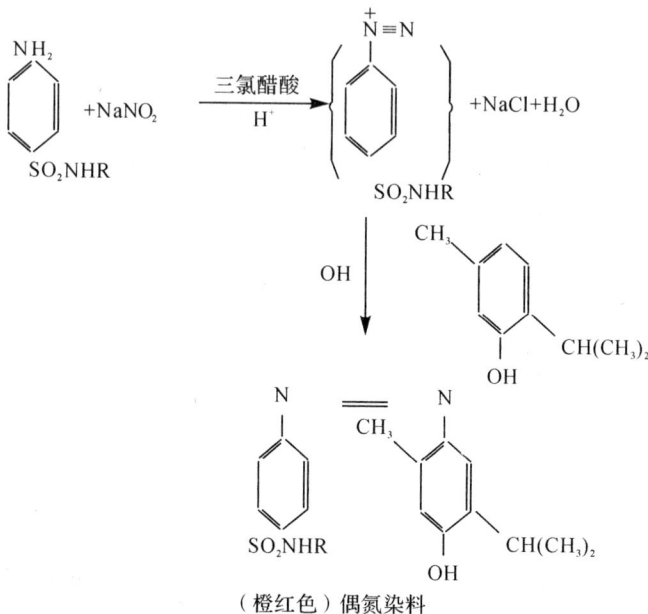

图 3-1

【方法】
1.取试管 5 只,依次用 A_1,A_2,A_3,A_4,A_5 标记,各加入 7.5%三氯醋酸 2ml 备用。

2.取试管 5 只,依次用 B_1,B_2,B_3,B_4,B_5 标记,各加入草酸钾结晶几粒。

3.取家兔,称重以乌拉坦溶液 1g/kg 耳缘静脉注射麻醉,麻醉后将兔背位固定于手术台上,正中切开颈部皮肤,分离一侧颈总动脉,结扎其远心端,并在近心端夹上动脉夹,以阻断血流,再将放血导管向心脏方向插入颈总动脉内,用线打活结固定。

4.松开动脉夹,放血约 1ml,置于 B_1 管,迅速摇匀抗凝,然后耳缘静脉注入 5%磺胺钠 3ml/kg(150mg/kg),记录注完时间(准确到分钟)。

5.给药后 5min、10min、20min 及 40min,用同样方法放血约 1ml,分别置于 B_2、B_3、B_4、B_5 管,迅速摇匀,记录取血标本的准确时间,然后准确吸取 $50\mu l$ 加入相应的 A 管中,各管以 1500r/min,离心 5min,分别取离心后的上清液 1.5ml,加 0.5%亚硝酸钠溶液 0.5 ml,摇匀,再加 0.5%麝香草酚 1ml,可见橙红色反应,用 722 型分光光度计,于 525nm 波长测定其光密度,在标准曲线上查得磺胺钠浓度。

【记录】

	管号			
	1	2	3	4
光密度值				
磺胺钠浓度				
时间				

【计算】

根据一级动力学消除公式:

$$C_t = C_0 e^{-kt}$$

$$\lg C_t = \lg C_0 + \frac{-K}{2.303}t$$

将给药时间 t 与已求得的磺胺血浆浓度对数值 $\lg C_t$ 作直线回归,即可得回归方程的斜率 $(-K/2.303)$ 和截距 $(\lg C_0)$ 应用公式 $t_{1/2}=0.693/K$,$V_d=D/C_0$,$C_L=K \cdot V_d$,便可求得 $t_{1/2}$、V_d 和 C_L。

附:

1.计算器或计算机的直线回归程序

(1)MODE 2 屏幕显示 LR,进入线性回归计算状态。

(2)INV AC 消除储存器内的全部数据。

(3)X_0D_0 自变量输入,DATA 因变量数据输入。

(4)INV A(截距),INV B(斜率) INV r(相关系数)

(5)INV X 得期望值。

2.计算机的操作步骤(以 Excel2002 为例)

将数据输入 Excel 中,调用其自带的函数,根据对话框要求操作即可完成运算。

INTERCEPT(known-y's,known-x's)求线性回归拟合线方程的截距。

CORREL(arrayl,array2)返回两组数值的相关系数。

SLOPE(Known-y's known-x's)返回经过给定数据点的线性回归拟合线方程的斜率。

FORECAST(X,Known-y's known- x's)通过一线性回归拟合线返回一个预测值。

第四章 传出神经系统药物实验

传出神经包括植物神经和运动神经,植物神经又可分为交感和副交感神经,主要支配心脏、平滑肌、腺体等效应器。以下实验,主要采用了整体实验方法,围绕神经递质、受体及由此产生的效应,结合某些工具药,如 α 受体阻断剂酚妥拉明、β 受体阻断剂心得安及 M 受体阻断剂阿托品等,探讨药物的作用机制。在本章实验中,还利用特效解毒药:解磷定、二巯基丙磺钠,对农药中毒及解毒机制进行了初步的探讨。

实验 4.1 传出神经系统药物对兔瞳孔的作用

【目的】

观察拟胆碱药、抗胆碱药及拟肾上腺素药对瞳孔的作用。

【材料】

药品:1%硫酸阿托品液,2%硝酸匹罗卡品液,1%新福林液,0.5%水杨酸毒扁豆碱液。

器材:兔固定盒1只,瞳孔尺或游标尺1支、滴管4支,手电筒1只、粗剪刀1把。

动物:家兔2只。

【方法】

1.给药前正常指标观察:取兔2只,剪去睫毛,在适当强度光线下,用瞳孔尺测出瞳孔大小(直径以毫米计算)。

2.滴药:以中指压迫鼻泪管,拇指和食指拉下眼睑成杯状,滴入药液2滴,并保持1min,使药物不外溢,给药顺序按记录表。

3.给药后指标观察:在第一次给药15min后,按照给药前的测量条件进行同样的观察,如滴匹罗卡品及毒扁豆碱后瞳孔缩小,则在该眼的结膜囊内再滴入1%硫酸阿托品液2滴,重复观察上述指标。

【记录】

兔号	眼睛	药物	给药前瞳孔大小（mm）	给药后瞳孔大小（mm）
甲	左	1％硫酸阿托品液		
	右	2％硝酸匹罗卡品液		
	右	滴 2％硝酸匹罗卡品液后滴 1％硫酸阿托品液		
乙	左	1％新福林液		
	右	0.5％水杨酸毒扁豆碱液		
	右	滴 0.5％水杨酸毒扁豆碱后滴 1％硫酸阿托品液		

【注意事项】

1.测量瞳孔时，每次条件务求一致，如光源强度、光源角度等。

2.测瞳孔时不要刺激角膜。

实验 4.2　传出神经系统药物对兔血压的作用

【目的】

观察拟胆碱药和拟肾上腺素药及其阻滞剂对兔血压的影响,分析作用机制。

【材料】

药品:20%乌拉坦溶液,肝素生理盐水,生理盐水,氯化乙酰胆碱,硫酸阿托品,硝酸毛果芸香碱,水杨酸毒扁豆碱,盐酸肾上腺素,重酒石酸去甲肾上腺素,硫酸异丙肾上腺素,盐酸酚妥拉明,盐酸普萘洛尔。

器材:手术台,1ml、2ml、10ml 注射器,动脉套管,手术刀,动脉夹,手术剪,虹膜剪,止血钳,眼科摄,7.5#针头,头皮针头,换能器,铁支架、MedLab 生物学信号采集处理系统。

动物:兔1只。

【方法】

取兔一只,称重,以 20%乌拉坦溶液 1g/kg 静脉注射麻醉,麻醉后将兔背位固定于手术台上。

1. 颈动脉测压系统:正中切开颈部皮肤。分离一侧颈总动脉,结扎其远心端,并在近心端夹上动脉夹,以阻断血流,用虹膜剪作"V"形切口,将连于压力换能器的已充满肝素生理盐水的动脉套管向心脏方向插入颈总动脉内,用线结扎固定,放开动脉夹,将血压描记于 MedLab 生物信号采集处理系统上。

MedLab 参数设置:

记录方式:连续记录。

存盘方式:连续记录。

输入:DC。

放大倍数:100~200。

采样速率:1ms。

2. 兔耳静脉给药装置:将头皮针连接在已注满生理盐水的 10ml 注射器上,然后用头皮针头刺入耳缘静脉中,并用木夹或胶布固定。

以上步骤就绪后分别描记正常血压、心率、然后依次从静脉给予下列药物,观察血压和心率的变化。

(1)肾上腺素系统的药物

①观察肾上腺素等药物对血压的作用:2×10^{-2}g/L 肾上腺素 0.1ml/kg;2×10^{-2}g/L 去甲肾上腺素 0.1ml/kg;2×10^{-2}g/L 异丙肾上腺素 0.1ml/kg。

②观察 α-肾上腺素能受体阻滞剂酚妥拉明对肾上腺素等药物对血压作用的影响:

10g/L 酚妥拉明 1mg/kg,缓慢注入,用药 2min 再给下列药物:肾上腺素(剂量同上);去甲肾上腺素(剂量同上);异丙肾上腺素(剂量同上)。

③观察 β-肾上腺素能受体阻滞剂普萘洛尔对肾上腺素等药物对血压作用的影响：

2.5g/L 普萘洛尔 0.5mg/kg(缓慢注入约 2min 以上)5min 后再给下列药物。

肾上腺素(剂量同上)；去甲肾上腺素(剂量同上)；异丙肾上腺素(剂量同上)。

(2)胆碱系统的药物

①观察乙酰胆碱等药物对血压的影响：乙酰胆碱，1：10 万，0.1ml/kg；阿托品，1：1000，0.1ml/kg；乙酰胆碱，1：10 万，0.1ml/kg。

②观察大剂量阿托品，再给大剂量乙酰胆碱引起的血压变化：

乙酰胆碱，1：100，0.1ml/kg；阿托品，1：100，0.1ml/kg；乙酰胆碱，1：100，0.1ml/kg。

【记录】

以曲线表示。根据上述结果分析肾上腺素、去甲肾上腺素、异丙肾上腺素、乙酰胆碱对血压的作用，及与受体的关系。

【注意事项】

1.本实验麻醉应适量，过浅则易引起动物挣扎，过深则反应不灵敏。

2.肾上腺素等激动剂静脉注射时容积小速度要快，阻滞剂缓慢注入，每次给药后，应立即用另一注射器注入生理盐水 0.5ml 左右，以防止药液残留在头皮针内及局部静脉中而影响下一种药物的效应。

3.每次实验后，应等血压和心率基本恢复或稳定后，再进行下一次实验。

实验 4.3 敌百虫的中毒及解救

【目的】

观察敌百虫中毒的症状及中毒时血液胆碱酯酶活力的抑制情况。根据阿托品、解磷定对敌百虫中毒的解救效果及对血液胆碱酯酶活力的影响,初步分析两药的解毒原理。

【材料】

药品:5％敌百虫溶液,0.15％硫酸阿托品溶液,4％解磷定溶液,二甲苯。

器材:兔固定箱,木夹,测瞳器,5ml 和 10ml 注射器,烧杯,棉花,预加草盐钾的试管,试管架,刀片。

动物:兔 2 只。

【方法】

1. 取兔 2 只,称重,编号,实验前停食 6h,观察兔的活动情况,瞳孔大小,肌张力,唾液分泌和呼吸频率等。

2. 将两兔分别固定于兔箱中,以蘸有二甲苯的棉球涂擦耳壳,使血管扩张,当充血明显时,用刀片割破耳缘静脉(切口不要过大、过深),让血液自然流出,滴入预先置有少量草酸钾结晶的试管内,立即摇匀,供测定血液胆碱酯酶活力之用。如取血后切口流血不止,可用棉花压住,再夹上木夹止血。

3. 两兔同样给予敌百虫溶液(100mg/kg),由另一侧的耳缘静脉注入,密切观察给药以后家兔上述指标的变化。等中毒症状明显后,再按上法取血,留待胆碱酯酶活力测定。

4. 立即给甲兔静脉注射硫酸阿托品 2.0mg/kg,给乙兔静脉注射解磷定 50mg/kg,然后每隔 5min,再检查上述各项指标一次,特别注意甲兔和乙兔的区别,至有关中毒症状明显缓解以后,再对两兔的静脉采血,测定血液胆碱酯酶活力。

【记录】

兔号	体重	观察指标				
		活动情况	瞳孔大小	肌紧张度	唾液分泌	呼吸频率
甲	给 药 前					
	给敌百虫后					
	给阿托品后					
乙	给 药 前					
	给敌百虫后					
	给解磷定后					

【注意事项】

1. 敌百虫农药如与手接触,应立即用水冲洗,以避免沾药中毒。

2. 给家兔静注敌百虫 15min 后,仍出现中毒症状,可再给 $\frac{1}{3}$ 量。

3. 本实验为分析阿托品和解磷定的解毒机制而设,在临床实际中应用,须将阿托品与解磷定配合应用,才能获得最好的解毒效果。为了节约动物,在实验结束时也应给甲、乙兔分别补注解磷定与阿托品。

【附】

胆碱酯酶活力测定。

【原理】

胆碱酯酶催化乙酰胆碱水解为乙酸和胆碱。在一定条件下,胆碱酯酶活力与水解乙酰胆碱的量成正比。因此,在血液中加入乙酰胆碱使之反应,然后测定剩余乙酰胆碱的量,即可推算出水解的乙酰胆碱的量,并进而推算出胆碱酯酶的活力。

剩余乙酰胆碱量的测定是依据乙酰胆碱可与羟胺反应生成异羟肟酸,后者在酸性条件下与 Fe^{3+} 生成红棕色的异羟肟酸铁络合物,通过测定其光密度推算。反应式:

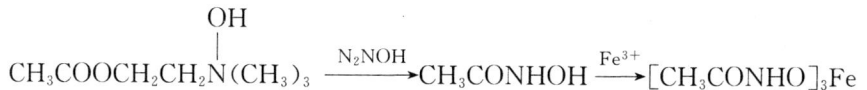

$$\underset{\displaystyle \underset{\displaystyle CH_3COOCH_2CH_2N(CH_3)_3}{|}}{OH} \xrightarrow{N_2NOH} CH_3CONHOH \xrightarrow{Fe^{3+}} [CH_3CONHO]_3Fe$$

【材料】

光电比色计,恒温水浴,吸管,试管,试管架,漏斗,滤纸。

【试剂及配制方法】

1. 2/15mol/L 磷酸氢二钠溶液:称取 $Na_2HPO_4 \cdot 12H_2O$ 23.87g,用蒸馏水溶解并稀释至 500ml。

2. 2/15mol/L 磷酸二氢钾溶液:称取 KH_2PO_4 9.08g,用蒸馏水溶解并稀释至 500ml。

3. pH7.2 磷酸盐缓冲液:取 2/15mol/L 磷酸氢二钠溶液 72ml、2/15mol/L 磷酸二氢钾溶液 28ml 混合。

4. pH4.5、0.001 mol/L 的醋酸盐缓冲液:先用每升含冰醋酸 5.78ml 的水溶液 28ml 和每升含醋酸钠(不含结晶水)8.2g 的水溶液 4.22ml 混合成为 pH4.5、0.1mol/L 的醋酸盐缓冲液,再用蒸馏水稀释 100 倍。

5. 0.007mol/L 乙酰胆碱底物:快速称取氯化乙酰胆碱 0.127g(或溴化乙酰胆碱 0.158g),溶于 pH4.5、0.001mol/L 的醋酸盐缓冲液 10ml 中,贮于冰箱内(可保存 4 周),临用时用 pH7.2的磷酸盐缓冲液稀释 10 倍。

6. 碱性羟胺溶液:临用前 20min,取等量 14% NaOH 溶液和 14% 盐酸羟胺溶液混合。

7. 33.3%(V/V)盐酸溶液。

8. 10% 三氯化铁溶液:称取 $FeCl_3 \cdot 6H_2O$ 10g,用 0.1mol/L 盐酸溶液溶解至 100ml。

【操作步骤】

按表 1 所示顺序操作,注意每加入一种试剂需充分摇匀,并严格控制时间。

表 1　胆碱酯酶活力测定操作顺序表

操 作 顺 序	加入试剂量(ml)		
	标准管	测定管	空白管
(1)pH7.2 磷酸盐缓冲液	1.0	1.0	1.0
(2)全血(混匀)	0.1	0.1	0.1
(3)37℃水浴预热 3min			
(4)乙酰胆碱底物应用液		1.0	
(5)37℃水浴保温 20min			
(6)碱性羟胺溶液	4.0	4.0	4.0
(7)乙酰胆碱底物应用液	1.0		
(8)室温静置 2min			
(9)33.3%盐酸溶液	2.0	2.0	2.0
(10)10%三氯化铁溶液	2.0	2.0	2.0
(11)乙酰胆碱底物应用液			1.0
(12)混匀 2min 后,用滤纸过滤,于 15min 内用光电比 色计比色,选用 525nm(绿色)滤光板,以蒸馏水校 正光密度到零点,读取各管光密度			

【计算公式】

$$胆碱酯酶活力(U/ml) = \frac{(标准管光密度 - 空白管光密度) - (测定管光密度 - 空白管光密度)}{标准管光密度 - 空白管光密度} \times 70$$

注:1 个胆碱酯酶活力单位是指 1ml 血液在规定条件下,能水解 1μmol 乙酰胆碱的酯酶活力。因为上述操作步骤中每管加有 0.1ml 血液、7μmol 乙酰胆碱,故计算公式中要乘以 70(7×1.0/0.1)。

(胆碱酯酶活力测定参考了颜寿琪教授主编的《药理学实验方法》,在此予以致谢!)

实验 4.4 沙蚕毒系农药的中毒及解救

【目的】

观察杀虫单对兔急性中毒症状及二巯基丙磺酸钠的解毒作用。

【材料】

器材:兔固定架,注射器等。

药品:0.75%杀虫单,5%二巯基丙磺钠溶液,生理盐水。

动物:家兔2只。

【方法】

取家兔2只,称重,观察家兔呼吸、四肢肌力等情况后,由兔耳缘静脉注射0.75%杀虫单1ml/kg,继续观察呼吸和四肢肌力等。约10min后出现呼吸困难、瘫倒至呼吸困难很明显时,一只家兔静脉注射5%二巯基丙磺钠1ml/kg解救,另一家兔静脉注射等容量生理盐水,观察解救后家兔的情况。

【记录】

记录家兔中毒前后及用二巯基丙磺钠或用等容量生理盐水后的症状改变。

	活动情况	瞳孔大小	肌紧张度	唾液分泌	呼 吸
给杀虫单前					
给杀虫单后					
给二巯基丙磺钠后					
给生理盐水后					

实验 4.5 二巯基丙磺钠拮抗杀虫单的肌松作用

【目的】

观察二巯丙磺钠拮抗杀虫单引起的肌松作用。

【材料】

药品:20%氨基甲酸乙酯溶液,0.75%杀虫单溶液,1%二巯丙磺钠,液体石蜡。

器材:兔手术台,人工呼吸器,MedLab 生物信号采集处理系统,张力换能器,保护电极,手术器械一套,气管套管,铁支台,滑轮,注射器,线,棉花,纱布等。

动物:家兔 1 只。

【方法】

取家兔 1 只称重,用 20%氨基甲酸乙酯溶液按 1g/kg 腹腔注射麻醉,麻醉后将家兔仰卧固定于手术台上,剪去颈部之毛,正中切开颈部皮肤,分离出气管,气管下穿一线,切开气管,插入气管套管,结扎固定,备用。

分离左侧腓总神经及胫前肌,缝线结扎肌腱远心端后切断,通过滑轮接张力换能器由 MedLab 系统记录胫前肌收缩运动。腓总神经由保护电极连接,上置液体石蜡棉球保护神经。腓总神经由 MedLab 刺激器输出刺激波刺激,刺激参数为(频率 0.1～0.3Hz,波宽 0.2ms,强度为超强刺激约 5～10V)。

开始实验,开启 MedLab 系统,设置刺激强度,系统进入写盘状态。描记正常的收缩曲线后,兔耳缘静脉注射 0.75%杀虫单 1ml/kg,观察诱发肌肉收缩的变化。5min 后自主呼吸逐渐抑制,抑制明显或完全抑制时由小型人工呼吸器维持人工通气。待肌缩反应抑制 90%左右时,静脉注射二巯基丙磺酸钠 50mg/kg,观察呼吸和诱发肌肉收缩恢复的情况并记录之。

【记录】

将结果剪辑、整理、打印。

第五章　作用于中枢神经系统药物实验

中枢神经系统药物主要有镇静催眠药、镇痛药、抗惊厥、抗癫痫药、抗精神病药和中枢兴奋药等。在众多的研究中枢神经系统药物的实验方法中，采用经典的实验模型研究药物的药理作用，仍是最普遍的。在本章实验中，采用了药理性、化学性、药物性刺激，制作疼痛、惊厥、呼吸抑制、记忆功能损伤等实验模型，观察药物的药理作用。

实验 5.1　氯丙嗪的药理作用

一、氯丙嗪对小白鼠电击性攻击的影响

【目的】
通过实验了解氯丙嗪的安定作用及临床应用。

【材料】
药品：0.1％盐酸氯丙嗪溶液，生理盐水。
器材：YSD-4 型药理生理多用仪，激怒盒，1ml 注射器，天平。
动物：小鼠 4 只（体重宜相近）。

【方法】
取药理生理多用仪，把"刺激方式"旋钮拨在"连续 B"挡上。把后面板上开关拨在"激怒"处，将导线插入后面板上两芯插座内。此导线与激怒盒相连。"时间"钮拨在 1s；"频率"钮拨在 8Hz。取异笼喂养的小鼠 4 只，称重。每次取一对放入激怒盒中，接通多用仪电源并打开电源开关。然后调节后面板上的"惊厥"右下方的电位器，电压由低到高，以小鼠出现激怒反应（小鼠竖立，两前肢离地，对峙，互相嘶咬，如图 5-1 小鼠激怒反应的打架姿势）为止。此电压即为该鼠出现激怒反应所需的阈电压。然后取一对小鼠腹腔注射 0.1％氯丙嗪 10mg/kg(0.1ml/10g)，另一对小鼠给予相应容量的生理盐水作对照。给药后 20min 观察动物的活动情况，并分别以用药前相同阈电压刺激，观察两对小白鼠给药前后的反应有何不同？

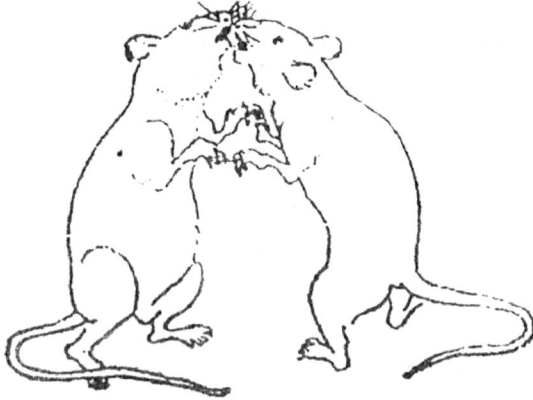

图 5-1　小鼠激怒反应的打架姿势

【记录】

氯丙嗪对小鼠电击性攻击的影响。

鼠号	体重(g)	药物	激怒反应 阈电压(V)	
			给药前	给药后
1		氯丙嗪		
2				
3		生理盐水		
4				

【注意事项】

1.刺激电压应从小到大,因过低不引起激怒,过高可致小鼠逃避。

2.若通电后小鼠不出现竖立面对打架姿势的应换一对小鼠重试。

二、氯丙嗪对体温的影响

【目的】

观察氯丙嗪降温作用及作用特点。

【材料】

药品:1%氯丙嗪溶液,生理盐水,液体石蜡。

器材:口腔温度计,1ml 注射器连针头,鼠笼,冰池。

动物:大鼠 4 只。

【方法】

大鼠称重,标号,分别以口腔温度计测量体温,腹腔注射下列药物:甲、乙鼠:1%氯丙嗪 20mg/kg(0.2ml/100g);丙、丁鼠:生理盐水 0.2ml/100g。

注射后将甲、丙鼠放入冰池内,乙、丁鼠放室温环境中,分别在给药后 20min、40min 和 60min 各测量体温一次,记录结果并予分析。

【记录】

鼠号	体重(g)	药物	条件	体温			体温差 药前—药后
				给药前	给 药 后(min) 20　　40　　60		
甲		氯丙嗪	冰池				
乙		氯丙嗪	室温				
丙		生理盐水	冰池				
丁		生理盐水	室温				

作图(以纵坐标为体温,横坐标为时间,4条曲线表示4鼠体温变化)。

【注意事项】

温度计末端涂少许液体石蜡,每次插入肛门深度应一致,测量3min。

三、氯丙嗪对小鼠自发活动的影响

【目的】

观察氯丙嗪对小鼠自发活动的抑制作用及特点。

【材料】

药品:1%盐酸氯丙嗪溶液,生理盐水。

器材:X2-4小鼠自发活动计数器,1ml注射器,天平。

动物:小鼠4只(体重宜相近,雄性)。

【方法】

每组取小鼠4只,称重编号后分为两组,给药组2只腹腔注射1%氯丙嗪10mg/kg(0.1ml/10g),对照组2只腹腔注射等量生理盐水,5min后放入计数器中,适应3min后开机,记录小鼠5min内自发活动次数。

【注意事项】

为减少误差,应将4只小鼠先后放入同一笼中记数。

实验 5.2　药物的镇痛作用

一、热板法

【目的】

了解用热板法筛选镇痛药并比较药物镇痛效价的方法。

【材料】

药品:0.1%盐酸吗啡溶液,0.4%盐酸哌替啶溶液,4%阿司匹林混悬液,0.2%颅痛定溶液,生理盐水,苦味酸溶液。

器材:恒温水浴 1 套,注射器,鼠笼,秒表,温度计。

动物:雄性小鼠 5～6 只。

【方法】

1. 动物选择:将热板温度调节至 55 ± 0.5℃,置小鼠于热板上,测定各小鼠的正常痛反应(舐后足或抬后足并回头)时间,共 2 次,每次间隔 5min,以平均值不超过 30s 为合格,共选出 5 只小鼠。

2. 给药:甲鼠腹腔注射盐酸吗啡 15mg/kg(0.1%溶液 0.15ml/10g);乙鼠腹腔注射盐酸哌替啶 40mg/kg(0.4%溶液 0.1ml/10g);丙鼠腹腔注射盐酸颅痛定溶液 20mg/kg(0.2%溶液 0.1ml/10g);丁鼠阿司匹林混悬液 600mg/kg 灌胃(4%混悬液 0.15ml/10g);戊鼠腹腔注射生理盐水 0.15ml/10g。

(以上 4 药中可选 3 药应用,即上面给药为 4 组,甲、乙、丙、生理盐水组)

3. 给药后,分别在 5min,15min,30min,45min,60min 各测痛反应一次。如小鼠在热板上 60s 无痛反应,按 60s 计算。

4. 结果计算:收集整个实验室结果,按下列公式计算不同时间的痛阈改变百分率。

$$痛阈改变百分率=\frac{用药后痛反应时间(均值)-用药前痛反应时间(均值)}{用药前痛反应时间(均值)}\times100\%$$

5. 根据各药不同的痛阈改变百分率作图,横坐标代表时间,纵坐标代表痛阈改变百分率,画出各药的曲线,比较各药的镇痛强度。作用开始时间及维持时间。

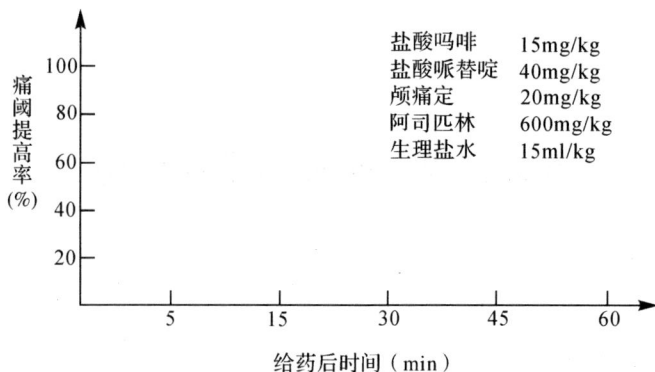

图 5-2　不同药物镇痛强度

【记录】

药物镇痛作用比较

鼠号	体重(g)	药物与剂量	痛反应潜伏期(s)							
			给药前			给药后(min)				
			1	2	平均	5	15	30	45	60

二、化学刺激法(扭体法)

【目的】

采用化学刺激法观察杜冷丁的镇痛作用。

【材料】

药品:0.6%醋酸溶液,0.4%杜冷丁溶液,生理盐水。

器材:注射器。

动物:小白鼠 4 只。

【方法】

取小鼠 4 只,称重后分成两组,每组 2 只。甲组腹腔注射 0.4%杜冷丁溶液 40mg/kg(0.1ml/10g),乙组腹腔注射等量生理盐水作对照。给药后 30min,各鼠腹腔注射 0.6%醋酸溶液 0.2ml/只,观察 10min 内产生扭体反应(腹部收缩内凹,躯干后肢伸张,臀部高起)的动物数。

【记录】

(方式自行设计)

结果计算:收集全实验室结果,按下列公式计算药物镇痛百分率。

$$\text{药物镇痛百分率} = \frac{\text{实验组无扭体反应动物} - \text{对照组无扭体反应动物}}{\text{对照组扭体反应动物}} \times 100\%$$

三、甩尾法

【目的】

采用热辐射甩尾实验评价药物的镇痛活性。

【材料】

药品:0.4%杜冷丁,3%安乃近,生理盐水。

器材:1ml注射器,热辐射刺激仪。

动物:小鼠3只。

【方法】

小鼠3只,称重,编号。将小鼠装入笼中,暴露并抓住鼠尾,打开灯光,光束直射于鼠尾1/3处,约6s内小鼠出现甩尾动作,超出6s的小鼠应弃除。1号鼠腹腔注射0.4%杜冷丁40mg/kg,2号鼠腹腔注射3%安乃近溶液300mg/kg,3号鼠腹腔注射等量生理盐水。30min后再进行同样试验。记录给药前后甩尾反应时间。

【记录】

鼠号	反应时间	
	给药前	给药后
1号		
2号		
3号		

实验 5.3　药物的抗惊厥作用

一、药物对抗尼可刹米的致惊厥作用

【目的】

观察抗惊厥药对尼可刹米所致惊厥的作用,了解实验性惊厥动物模型的制备方法。

【材料】

药品:5％尼可刹米,0.5％苯巴比妥钠,生理盐水。

器材:天平、注射器(1.0ml)。

动物:小鼠 4 只。

【方法】

1.随机分组:取 4 只小鼠称重,随机分为实验组和对照组,每组 2 只。

2.给药:实验组给予 0.5％苯巴比妥钠 0.1ml/10g,腹腔注射;对照组给予生理盐水 0.1ml/10g,腹腔注射;10min 后给予各组小鼠 5％尼可刹米和 0.15ml/10g,皮下注射。

3.观察:观察并记录各组小鼠发生情况及时间(肌张力升高、抽搐、尾直立、痉挛性蹦跳等)。

【记录】

将全班的实验结果记录,用卡方检验法判定实验组与对照组惊厥发生有无显著性差异。

二、药物的抗电惊厥作用

【目的】

观察苯巴比妥钠和苯妥英钠对抗电惊厥的作用。

【材料】

药品:0.5％苯巴比妥钠溶液,0.2％苯妥英钠溶液,生理盐水。

器材:YSD-4 型药理生理多用仪,鼠笼,1ml 注射器连针头。

动物:小鼠 3 只。

【方法】

取小白鼠 3 只,称重和标号。将 YSD-4 型药理生理多用仪"刺激方式"旋钮置于"单次"的位置上,"频率"置于 8Hz,再由后面板上两芯插座用导线引出交流电压,把开关(后面板上)拨向"电惊厥"一边,并将输出的引出导线前端两鳄鱼夹"尖端"用生理盐水浸湿,一只夹在小鼠两耳间皮肤上,另一个夹在小鼠下颌皮肤上,接通 YSD-4 型多用仪的电源导线,打开电源开关,按下"启动"按钮,即可使小鼠产生惊厥,如不产生,把电压由 80V 提高到 100V,重试,再不出现时可将"频率"由 8Hz 改为 4Hz 再试,如不出现,将该鼠淘汰。

小白鼠惊厥发生过程:僵直屈曲期→后肢伸直期→阵挛期→恢复期。以后肢伸直作为强直

性惊厥指标,记录出现时间。然后腹腔注射下列药物。

甲鼠:苯巴比妥钠 50mg/kg;乙鼠:苯妥英钠 40mg/kg;丙鼠:生理盐水 20ml/kg。30min后,以给药前同样参数进行试验,观察各鼠反应有何不同?

【记录】

鼠号	体重(g)	药物	通电参数	反应	
				给药前	给药后
甲		苯巴比妥钠			
乙		苯妥英钠			
丙		生理盐水			

【注意事项】

1.选用小鼠体重应在 16g 以上,且体重接近。

2.通电参数因动物个体差异而有不同,电压以能引起惊厥为度,不宜过大。

实验 5.4　尼可刹米对抗吗啡的呼吸抑制作用

【目的】

学习常用的呼吸活动记录法,观察尼可刹米对抗吗啡中毒时呼吸抑制的对抗作用。

【材料】

药品:1.5%盐酸吗啡溶液,25%尼可刹米溶液,液体石蜡。

器材:兔固定箱,婴儿秤,导尿管,玛璃氏气鼓,张力换能器(或压力换能器)MedLab 系统,注射器。

动物:家兔一只。

【原理】

大剂量吗啡可抑制延髓呼吸中枢,呼吸中枢兴奋药则可对抗吗啡引起的呼吸抑制。

【方法】

取兔称重,置于兔固定箱内,从兔鼻孔插入预先蘸有液体石蜡的导尿管,管的一端与玛璃氏气鼓相连接,调节鼻孔内的导尿管口角度,使出现最大的呼吸振幅,玛璃氏气鼓经张力换能器输入 MedLab 系统观察记录(或导尿管一端经压力换能器输入 MedLab 系统)。

开始实验:开启 MedLab 系统,系统进入写盘状态,先观察记录正常呼吸后,由兔耳缘静脉注射 1.5%盐酸吗啡注射液 1ml/kg,观察对呼吸的影响。待出现明显抑制时,静脉注射 25%尼可刹米注射液 0.05~0.25ml/kg,注射时观察兔的呼吸变化,若过度兴奋,可停止注射,并记录尼可刹米的用量。

【记录】

(自行设计)。

把结果剪辑,整理打印。

【注意事项】

1.静脉注射吗啡或尼可刹米时速度宜慢,以免引起呼吸骤停或过度兴奋。

2.当静脉注射吗啡时,应先准备抽好尼可刹米,以便及时抢救。

3.观察呼吸应注意频率和振幅。

4.注意给药前后兔瞳孔变化情况。

实验 5.5　东莨菪碱对小鼠记忆功能的影响

【目的】

1.学习动物记忆功能的测试方法。

2.观察抗胆碱药东莨菪碱对小鼠记忆获得的损害作用。

【材料】

药品:生理盐水,0.3mg/ml 氢溴酸东莨菪碱注射液。

器材:跳台仪,1ml 注射器 。

动物:小鼠 10 只(18~20g)。

【方法】

小鼠 10 只,雌雄兼用,体重 18~20g,随机分为两组。一组腹腔注射生理盐水 0.1ml/10g,一组腹腔注射 0.1ml/10g 东莨菪碱,20min 后放入跳台仪中自由活动 3min,通电(电压 38V),小鼠受电击后跳上平台,记录小鼠此后 5min 内跳下的次数(错误次数)及首次跳下平台的时间(潜伏期)。

【记录】

收集全实验室的结果,计算 $\bar{x}\pm SD$,并作 t 检验。

组别	错误次数(次)	潜伏期(s)
生理盐水组		
东莨菪碱组		

实验 5.6 Morris 水迷宫实验（示教）

【目的】

研究在疾病条件下空间记忆(spatial memory)、工作记忆(working memory)和空间辨别能力(spatal diariminability)的变化，学习 Morris 水迷宫的原理和使用方法。

【材料】

药品：无水乙醇，醒脑静注射液(XNJI)，生理盐水。

器材：Morris 水迷宫仪，秒表，注射器。

动物：大白鼠(200～250g)18 只。

【方法】

大鼠 18 只，分 3 组。第 1 组生理盐水；第 2 组给 50％无水乙醇 0.5ml/100g，灌胃；第 3 组给予无水乙醇后，立即腹腔注射醒脑静注射液 10ml/kg，1h 后训练，连续 7 天，同时进行图像采集和分析。

【记录】

组别	上台时间	上台前路程	站台周围范围 I 活动路程	站台周围范围 I 活动时间
生理盐水				
无水乙醇				
醒脑静注射液＋无水乙醇				

注：上台时间：指动物第一次找到平台所需的时间。

上台前路程：指动物第一次上台前所运动的路程。

站台周围范围 I 活动路程：动物在平台周围范围 I 区域内活动的总路程。

站台周围范围 I 活动时间：动物在平台周围范围 I 区域内活动的总时间。

附：

Morris 水迷宫是一种训练大鼠在水池中游泳并找藏在水下平台的实验方法。Morris 水迷宫仪由水池(直径 140cm，高 50cm，水深 30cm)，有机玻璃平台(直径 12cm，高 29cm)，电视摄像头和电脑组成。将水池置于坚固的、可移动支架上，采用适当的恒温设备使水温保持在 26±1C。由于没有任何可接近的线索以标志平台位置，所以动物的定位能力需应用水迷宫外的结构作为线索。水迷宫的位置确定后不要轻易变动，尤其在一轮水迷宫的测试中，位置绝对不能改变。

沿水箱边缘相等分布的四个点作为起始点，这样水箱就被分成四个相同的象限(1/4 圆)，一个小的平台位于某一个象限的中央。在进行训练(参照记忆)时间(数天)，平台必须放在绝对相同的位置，见图 5-3。

训练时电视摄像头采集大鼠游泳图像(模拟信号)，输入到电脑中的图像采集卡，由图像采

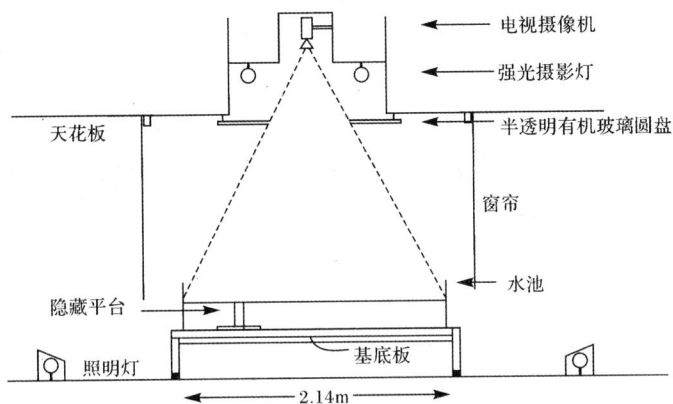

图 5-3 Morris 水迷宫示意图

集卡进行模/数转换,将大鼠游泳的模拟图像转化为数字图像并储存于硬盘中,然后将数字图像进行分析,得到有关的测试参数。系统提供的参数至少要包括大鼠找到平台所需要的总时间(潜伏期)、总路径的长度、在各个象限所停留的时间和路径、大鼠入水的初始夹角,最后还能绘出大鼠游泳的轨迹。

【注意事项】

1. 应当有专门的实验室用于水迷宫测试。水迷宫实验室的物品和水池的位置要固定不动,实验人员投放大鼠完成后,也要待在固定的位置,因为他们都可能作为空间信息(spatial cue)而被大鼠用于作业之中。电脑操作者应当在另外的房间,以减少干扰。

2. 水迷宫实验室应当保持安静,光线柔和而均匀。杜绝室外光线。室内物品不应当有强反光,不要采用玻璃墙面。不要把光源直接放在水迷宫的正上方或摄像头的下方。

3. 在测试以前,研究者应当与受试动物建立良好的感情,让动物熟悉研究者的身体信息,如气味、相貌等。捕捉动物的动作要温柔,不要刺激动物。忌讳用手抓大鼠的尾巴,因为这样会极大地刺激动物。在实验开始的两三天之前,与大鼠亲密接触(handing rat)。具体的做法是研究者将大鼠从一个笼子转移到另一个笼子中,然后再转移回去,每天一次。注意不要戴手套捕捉大鼠,以免激怒动物。

4. 正式实验时,每天的训练次数 2~4 次,从不同的象限投放大鼠。每次游泳的次数可限定为 90s,如果在这一期限内没有找到平台,则结束游泳,将大鼠置于平台上停留 30s,以感受平台所在的空间环境,成绩也记为 90s。

实验 5.7　醒脑静注射液对小鼠耐缺氧能力的影响

【目的】

学习小鼠耐缺氧实验的方法,观察醒脑静注射液对小鼠耐缺氧能力的影响。

【材料】

药品:醒脑静注射液。

器材:大剪刀,秒表,注射器。

动物:小白鼠 24 只。

【方法】

小鼠 24 只,随机分为两组,每组 12 只。一组腹腔注射生理盐水,另一组腹腔注射醒脑静注射液5ml/kg,给药后 30min 用大剪刀在耳下部快速断头,记录喘气时间。

【记录】

小鼠(只)	喘气时间	
	生理盐水组	给药组
1		
2		
3		
4		
5		
6		
7		
8		
9		
10		
11		
12		
平均值		

t 检验:$t = \dfrac{|\bar{x}_1 - \bar{x}_2|}{\sqrt{\dfrac{S_1^2 + S_2^2}{n}}}$,$t > 2.069\ p < 0.05$;$t > 2.807\ p < 0.01$。

第六章 心血管系统药物实验

心血管系统药物主要包括抗高血压药、抗心律失常药、抗心绞痛药及抗心功能不全药。

1. 抗高血压药物实验中采用急性降压动物试验,即将动物麻醉后,通过直接测量颈总动脉血压对药物的降压作用进行研究。外周和中枢降压有效量比较实验和颈总动脉反射性升降实验,结合受体的阻断剂,对药物的作用部位,作用机制进行研究。

2. 诱发动物心律失常的方法有:①化学药物法,如乌头碱、钡盐、钙盐、肾上腺素等。②电刺激法。③手术法,如结扎冠状血管和传导系统等。诱发心律失常模型可以是离体心肌或在位心脏。以下实验,采用的是在位心脏实验,用心电图机测 II 导联 ECG 或 MedLab"心电监测",评价药物的抗心律失常作用。

3. 强心贰类药物的研究,采用了离体心脏试验法和整体动物试验法。用低钙任氏液进行离体心脏的灌流,或用药物(戊巴比妥钠)造成心功能不全模型,观察强心贰对心脏收缩力、频率及节律的影响。

实验 6.1 可乐定的中枢降压作用

【目的】

比较侧脑室注射与静脉注射等量可乐定对血压的影响,分析可乐定的降压作用部位和作用机制。

【材料】

药品:2.5%盐酸妥拉唑啉,20%盐酸可乐定,20%乌拉坦,0.5%肝素,生理盐水。

器材:手术台,1ml、2ml、10ml 注射器,动脉套管,动脉夹,手术刀,手术剪,虹膜剪,小钻头,止血钳,眼科镊,脑室注射针头,7.5#针头。

动物:家兔 1 只。

【原理】

本实验用"有效量比较"原理,即微量药物中枢给药有效而外周给药则无效,来分析可乐定降压作用的中枢作用机制。

【方法】

取家兔一只,称重,用 20%乌拉坦溶液,按 1g/kg 耳缘静脉注射麻醉,麻醉后将兔俯卧于手术台上。

在头顶中央,眼眶后缘作一长约 3cm 矢状切口,钝刀刮去筋膜,暴露冠状缝和矢状缝,在冠状缝距矢状缝 4mm 左右两侧,用小钻头各钻一小孔,深约 2mm(以刚好钻透颅骨为度),不得损伤脑组织,盖上盐水纱布,以备脑室注射用。

然后将家兔转为背位固定,正中切开颈部皮肤,分离两侧颈总动脉,右侧颈总动脉远心端结扎,并在近心端夹上动脉夹以阻断血流,用虹膜剪作"V"形切口,将连于压力换能器的已充满肝素生理盐水的动脉套管向心脏方向插入颈总动脉内,移去动脉夹,将血压描记于 MedLab 生物信号采集处理系统上。

MedLab 参数设置:

记录方式:连续记录。

存盘方式:连续存盘。

输入:DC。

放大倍数:100~200。

采样速率:1ms。

以上步骤就绪后,描记正常血压,然后按下列顺序进行实验:

1.用动脉夹阻断左颈总动脉血流 10s,记录血压变化。

2.耳缘静脉注射可乐定 2.5μg/只兔,记录 10min 的血压变化。

3.右侧脑室注射可乐定 2.5μg/只兔,记录 10min 的血压变化。

4.阻断左颈总动脉血流 10s,记录血压变化。

5.左侧脑室注射妥拉唑啉 5μg/只兔,5min 后记录血压变化。

6.右侧脑室注射可乐定 2.5μg/只兔,10min 后记录血压变化。

【记录】

以血压变化曲线表示,根据上述结果,分析可乐定对血压的作用及与受体的关系。

【注意事项】

1.侧脑室注射时,需垂直进针 7mm 左右,缓慢注射药液。

2.亦可用大鼠实验,麻醉后矢状切开头皮,在前囟两侧向外各 2mm、后 1.5mm 处钻孔,插入全长 4mm 针头斜面约 1mm 的脑室注射针,每侧脑室注射量约为 10~30μl。

实验 6.2 利多卡因对抗氯化钡引起的心律失常

【目的】

学习氯化钡诱发心律失常的方法,观察利多卡因的抗心律失常作用。

【材料】

药品:生理盐水,10％水合氯醛,0.8％氯化钡,0.5％盐酸利多卡因。

器材:心电图机,示波器,大白鼠手术台,粗剪刀1把,小镊1把,棉球,注射器。

动物:大白鼠(200～250g)2只。

【方法】

取大白鼠一只,称重,用水合氯醛 0.3mg/kg(10％溶液 0.3ml/100g)腹腔注射麻醉,背位固定于手术台上,于大腿内侧摸及股动脉搏动处,顺其走向剪开皮肤约 2cm 长,暴露股静脉,以备注射药物,把心电图机的针形电极插入动物四肢皮下,描记一段Ⅱ导联正常心电图,然后静脉注射氯化钡 4mg/kg(0.8％溶液 0.05ml/100g)后,再推入生理盐水 0.1ml/kg,连续描记 30s 内的心电图后,分别描记第 1min、2min、4min、8min、10min 时的心电图,观察氯化钡引致的心律变化,以此鼠作为阴性对照。

取另一只大白鼠,同样方法诱发心律失常,在出现心律失常的心电图后,立即静脉注射盐酸利多卡因 5mg/kg(0.5％溶液 0.1ml/100g),按上述时间要求描记心电图,以能否制止心律失常或心律失常持续时间的长短作为指标与前一只大鼠进行比较,以判定利多卡因是否有抗心律失常作用。利多卡因过量,会出现心动过缓和传导阻滞。

说明:动物的个体差异,故实验的动物数量最好较多,才能说明问题。

【记录】

把结果剪辑,整理打印。

实验 6.3　奎尼丁对乌头碱诱发小鼠心律失常的保护作用

【目的】

学习乌头碱诱发小鼠实验性心律失常的方法,观察奎尼丁抗实验性心律失常作用。乌头碱诱发心律失常与其促进心肌细胞内通道开放,加速钠离子内流,促使细胞膜去极化有关。

【材料】

药品:0.4%戊巴比妥钠,0.004%乌头碱,0.5%硫酸奎尼丁,生理盐水。

器材:MedLab 系统,小白鼠手术台,小动物电子秤,注射器,$4\frac{1}{2}$号针头。

动物:小白鼠 4 只。

【方法】

取小白鼠 4 只,随机分成对照组和实验组,每组 2 只,称重。腹腔注射 0.4%戊巴比妥 0.1ml/10g,仰位固定于手术台。然后将与 MedLab 系统第一通道相连的针型电极插入小白鼠四肢皮下,右前肢(黑色),左后肢(红色),右后肢(地线)。开启计算机,进入 MedLab 系统,点击"药理"实验选择"心电监测"(参数为滤波 0.1k,增益:1000),待心电波形稳定后进入"写盘"状态,先记录正常心电后开始给药。

实验组腹腔注射 0.5%奎尼丁 0.1ml/10g,观察心电有无改变。给药后 6min 腹腔注射 0.004%乌头碱 0.1ml/10g(每次注药计时,打上标记),密切注意心电变化。

对照组方法同上,惟把 0.5%奎尼丁换成等容量的生理盐水。

乌头碱引起的心电变化可为室性早搏、室速,甚至室颤等。本实验以室性早搏或室性二联律和三联律为观察指标。发现异常心电记录其时间。

【记录】

将心电图进行剪辑后打印,最后以整个实验室的对照组和实验组心律失常出现的时间进行比较,评价奎尼丁对乌头碱诱发心律失常的保护作用。

【注意事项】

1.动物固定不宜过紧,尤其是两前肢,以免影响呼吸。

2.电极不可插入肌肉,以免肌电干扰。

3.乌头碱易水解降效,必须新鲜配制。

实验 6.4　强心甙对离体蛙心的作用

【目的】

观察强心甙对缺钙离子任氏液造成离体蛙心心力衰竭后的强心作用,初步掌握离体蛙心的实验操作。

【材料】

药品:任氏液,缺钙任氏液[$1/10(Ca^{2+})$],毒毛旋花子甙 K($0.25mg/ml$)注射液。

器材:蛙心套管,烧杯,长吸管,缝线,棉花,蛙板,蛙心夹,试管夹,双凹夹铁支台,张力换能器,MedLab 生物信号采集系统。

动物:大蛙 1 只。

【方法】

1.制备离体蛙心标本,取蛙毁脑和脊髓,仰位固定于蛙板上,用剪刀剪开胸腔,暴露蛙心,打开心包膜,从两主动脉弓下引一线,在左侧主动脉弓上朝向心端剪一"V"形破口,将盛有任氏液的蛙心套管从剪口经主动脉球插入心室,把两主动脉弓下的引线结扎固定。然后剪断两主动脉弓,轻轻提起蛙心套管再在静脉窦和上下腔静脉之间用线结扎,在结的远端剪断血管,使心脏和蛙体分离。用滴管吸去蛙心套管内的血液换以新鲜任氏液,反复冲洗数次,直到蛙心内无陈血为止,以避免蛙血在套管尖端凝固。此时套管内的液面将随心搏作相应的上下移动,再将蛙心套管固定在铁支台的试管夹上,用连线的蛙心夹夹住蛙心尖,线的另一端连接于张力换能器。打开计算机,进入 MedLab 生物信号采集系统,进入:文件→打开配置→击"离体蛙心实验",调节肌张力变化曲线,稳定 10min,描记正常的蛙心收缩活动(频率、房室结律、幅度)。

2.以缺钙的任氏液换入,描记蛙心活动曲线。

3.当心脏明显抑制时,滴加毒毛旋花子甙 K 注射液 5 滴描记曲线,观察蛙心收缩幅度在滴加药液前后有何变化。

3.换入正常任氏液,再滴加毒毛旋花子甙 K 注射液 5 滴,观察和比较与实验 6.3 的实验结果有何差异。

【记录】

把结果剪辑,整理打印。

【注意事项】

用线结扎静脉窦和上下腔静脉之间时切勿将静脉窦扎住。

实验 6.5　乙酰毛花丙苷对兔心的作用及高钙的影响

【目的】

观察乙酰毛花丙苷对衰竭兔心的强心作用及高血钙对其作用的影响。

【材料】

药品:20%乌拉坦,2%戊巴比妥钠,乙酰毛花丙苷注射液,5%氯化钙,肝素生理盐水,生理盐水。

器材:手术台,1ml、2ml、10ml 注射器,心导管,气管套管,动脉夹,手术刀,手术剪,虹膜剪,止血钳,眼科镊,7.5♯针头,头皮针头,木夹,压力换能器,小动物呼吸机,MedLab 生物信号采集处理系统。

动物:家兔 1 只。

【方法】

取家兔一只,称重,用 20%乌拉坦溶液,按 1g/kg 腹腔注射麻醉,麻醉后将兔背位固定于手术台上。

正中切口颈部皮肤,分离两侧颈总动脉及气管,切开气管,插入气管套管,结扎固定,连接人工呼吸机,以便适时进行人工呼吸。

右侧颈总动脉远心端结扎,并在近心端夹上动脉夹,以阻断血流,用虹膜剪作"V"形切口,将连于压力换能器的已充满肝素生理盐水的心导管向心脏方向插入颈总动脉内,移去动脉夹,观察屏幕显示先出现血压波形,继续将导管插向左室腔。当波形由血压波变成下沿达 0mmHg 附近具有明显舒张期而峰顶平坦的波形时,即表明导管口已通过主动脉瓣进入左室腔内,再送入导管约 0.2~0.4cm,若还保持同样波形,则可把心导管结扎固定。

将心电输入线的三个针形电极分别插入右前肢及右、左后肢皮下,记录 Ⅱ 导联心电图。

MedLab 参数设置:

记录方式:连续记录。

存盘方式:连续存盘。

输入:心室内压 DC,心电 AC。

放大倍数:心室内压 100~200,心电 500。

采样速率:1ms。

将头皮针连接在已注满生理盐水的 10ml 注射器上,然后用头皮针头刺入耳缘静脉中,并用木夹或胶布固定。

以上步骤就绪后,分别描记正常左室内压、心电,然后依次从静脉给予下列药物。

先以 2%戊巴比妥钠溶液 20mg/kg 缓慢静脉注射,待出现右室内压明显下降后,耳缘静脉注射生理盐水 1ml,观察几分钟作对照,如各指标无明显改变,立即耳缘静脉注射乙酰毛花丙苷 1ml,待强心作用出现后,再以 5%氯化钙溶液按 10~15mg/kg 缓慢静脉注射,观察心脏毒性作用的发生、发展。

【记录】

实验结果以曲线表示,对已记录的实验结果进行回放重显、剪辑,对给药前后的波形进行测量,最后打印结果。

【注意事项】

1.本实验麻醉应适量,戊巴比妥钠引起心衰同时可加深麻醉,引起呼吸抑制,应及时使用人工呼吸机。

2.手术过程中应使创面尽可能小,并注意防止动物失血过多。

3.引起心衰的戊巴比妥钠用量,个体差异较大,应灵活掌握。

4.如有条件,可增作单用氯化钙的对照试验。

第七章　促凝血药及抗凝血药实验

研究促凝血药及抗凝血药常用的方法有:①体外试管凝血法。即在试管内观察药物对凝血时间或纤溶时间的影响。②出血时间和凝血时间测试法。通过测定出血、凝血及凝血酶原时间,观察给药前后或与对照组比较,分析药物作用。③创口局部止血法。主要用于筛选外用止血药。④病理性出血模型法。通过制造出血或凝血障碍动物模型,用促凝血药及抗凝血药进行治疗,观察和分析药物的作用。在本章实验中,采用了前两种方法进行研究。

实验 7.1　药物对小鼠血凝时间的影响

【目的】
学习测定血凝时间的方法,观察药物缩短或延长血凝时间的作用。

【材料】
药品:2.5％止血敏溶液,100μg/ml 的肝素溶液,生理盐水。
器材:弯头镊子,毛细玻管,清洁玻片,针头。
动物:小白鼠 3 只(20～22g)。

【方法】
1. 毛细玻管法:取健康小白鼠 3 只,做好标记。甲鼠由腹腔注射止血敏 5mg/kg(2.5％溶液 0.2ml/10g),乙鼠由尾静脉注射肝素 20U/10g(100μg/ml 溶液 0.2ml/10g),丙鼠由尾静脉注射生理盐水 0.2ml/10g。30min 后,用弯头镊子摘去一侧眼球,以毛细玻管吸取达 5cm 的血柱,然后每隔半分钟折断毛细玻管一短截,检验有否出现血凝丝,记录从摘眼球出血至出现血凝丝的时间即为血凝时间。

汇集全班实验结果,分别计算三组小白鼠的平均血凝时间,并作均数之间差异的显著性测验,从而取得关于止血敏和肝素对凝血时间影响的结论。

2. 玻片法:摘去眼球后迅速取血,分别滴两滴血于清洁玻片的两端,血滴的直径约 5mm 左右。每隔半分钟用干燥针头挑动血液一次,直到针尖能挑起纤维蛋白丝为止,记录血凝时间。另一滴血供最后复验。同上法统计实验结果。

【记录】

组别	小鼠数	给药	血凝时间($\bar{x} \pm SD$)		对血凝时间的影响
			毛细玻管法	玻片法	
甲					
乙					
丙					

【注意事项】

1.血凝时间测定可受当时温度的影响。温度降低,血凝时间就延长。进行本实验室温最好在 15℃左右。

2.测试血凝时间用毛细血管的内径最好为 1mm,且要求均匀一致。

3.如不便进行小鼠尾静脉注射,肝素亦可用腹腔注射法给药,但剂量需增加 4 倍。

实验 7.2　药物的抗凝血作用

【目的】

以发生血液凝固的时间为指标,观察不同因素对血液凝固的影响。

【材料】

药品:液状石蜡,肝素,草酸钾,20％氨基甲酸乙酯,华法林钠。

器材:兔手术台,哺乳动物手术器械,水浴装置,动脉夹,细插管,大小烧杯,竹签,滴管,秒表,冰块,温水,棉花。

动物:家兔1只。

【方法】

1. 手术:20％氨基甲酸乙酯 $1g/kg_{体重}$,耳缘静脉注射麻醉,兔仰卧固定于手术台上,分离一侧颈总动脉,近头端结扎,动脉夹夹住近心端,在扎线旁剪一"V"形小口,向心脏方向插入细硅胶管,丝线结扎固定,备取血用。

2. 取血:取9个小烧杯,分别编上序号。1～2号 取血10 ml,3～9号取血3ml,每种序号有不同的实验条件。见下表。

(1)观察凝血因子 I 在凝血过程中的作用。1号杯静置,2号杯用竹签轻轻搅拌,数分钟后,竹签上缠绕着红色血团。用清水冲洗后,可观察到灰白色的纤维蛋白。比较两杯的凝血情况。

(2)血液凝固的加速或延缓。3～5号杯各取血3ml,按下表加入不同的药物,每隔30s将烧杯倾斜一次,观察血液是否发生凝固,至血形成胶冻状、烧杯倒立时血液不流出时为止,记下凝血时间。将凝血时间填入表中。

【记录】

影响血液凝固的因素

烧杯编号	实验条件	血液凝固时间	解释
1	不做任何处理		
2	用竹签不断搅动直至纤维蛋白形成,并观察凝血情况		
3	加肝素8U(加血液后摇匀)		
4	加草酸钾5～10mg(加血液后摇匀)		
5	加华法林钠2 mg		

【注意事项】

1. 记录凝血时间力求准确。

2. 判定凝血的标准应一致,一般以烧杯倾斜45°时不见血液流动为宜。

3. 第3～5号小烧杯加入血液后,需轻轻摇动,使血液与试剂充分混匀。

4. 第2号烧杯边收集血液边用竹签不断搅动,至血液不凝固为止。此时可见竹签头端形成纺锤状,用自来水轻轻冲洗后,用大头针可挑起细丝状的纤维蛋白。

第八章　利尿药实验

利尿药是指能增加水和电解质排泄的药物,所以利尿指标除观察尿量外,还要进行尿液的离子分析。利尿药的动物实验方法包括急性实验或慢性实验两大类,前者一般直接从输尿管或膀胱收集尿液,在短时间内得到结果,适合学生实验的开展。以下采用的即是急性实验,要求观察速尿及氢氯噻嗪的利尿作用。

实验 8.1　速尿的利尿作用

【目的】

观察速尿的利尿作用。

【材料】

药品:0.1%速尿,3%戊巴比妥钠,生理盐水,液体石蜡。

器材:手术台,10号导尿管,1ml、5ml、20ml注射器各1支,胶布,绳子。

动物:兔子1只(最好取雄兔)。

【方法】

取雄兔1只,称重后,用3%戊巴比妥钠按30mg/kg从耳缘静脉缓慢注射,待全身麻醉后,将兔仰卧固定于手术台上。取10号导尿管用液体石蜡润滑后自尿道慢慢地插入,当导尿管通过膀胱括约肌进入膀胱后,即见管的另一端有尿滴出,再插入1～2cm(共插入约8～10cm),将导尿管用胶布与兔体固定,以防滑出。压迫兔的下腹部,使余尿排尽。由耳缘静脉注射生理盐水10ml/kg,然后收集0～30min尿液,计量及计每5min内尿液滴数,以此尿液作为用药前的正常尿。然后由耳缘静脉注射0.1%速尿1.5ml/kg,用药后于0～30min收集尿液,计量及计每5min内尿液滴数,最后将用药前后的尿液进行比较。

【记录】

速尿的利尿作用

	半小时尿量	尿滴数/5min					
	（ml）	1～	6～	11～	16～	21～	26～30
生理盐水							
速　尿							

实验 8.2　氢氯噻嗪对麻醉家兔尿量及其钠钾离子排泄的影响

【目的】

1. 观察氢氯噻嗪的利尿作用。
2. 了解尿中钠钾离子的测定方法。

【材料】

药品:20％乌拉坦,0.4％氢氯噻嗪,生理盐水,液体石蜡。

器材:兔手术台,注射器,烧杯,量筒,导尿管,胃管,兔开口器,722-A 型火焰光度计等。

动物:雄性家兔 2 只。

【方法】

1. 取家兔 2 只,称重,用胃管灌入温水 30ml/只,然后用 20％乌拉坦 1g/kg(5ml/kg)耳缘静脉注射麻醉,背位固定于手术台上。取 10 号导尿管用液体石蜡润滑后自尿道口缓慢插入,当导尿管进入膀胱后即可见其另一端有尿液滴出,再插入 1～2cm(共 8～10cm),将导尿管用胶布固定,以防滑出,轻压下腹部,将其膀胱内余尿排净,然后甲兔耳缘静脉注射 0.4％氢氯噻嗪 3ml/kg(12mg/kg),乙兔耳缘静脉注射等量生理盐水。

分别记录给生理盐水或氢氯噻嗪后 60min 内尿量,并将各尿液标本留作尿钠、尿钾的测定。

2. 尿钠、尿钾的测定:本实验采用火焰光度计比较法。先取适量尿液标本稀释一定倍数(如 100,200,…),再按以下步骤分别进行尿钠、尿钾的测定(注意如尿中混有血液应先离心 2000r/min,5min 后取上清液测定)。

(1)尿钠测定:钠标准浓度 C_0 为 1mg％,测得其辐射强度为 a_0,试测出稀释后尿液标本的辐射强度读数 a_x,则:

尿标本钠浓度＝$C_0 \times \dfrac{a_x}{a_0} \times$ 稀释倍数

60min 尿钠总量＝尿标本钠浓度×60min 尿量

(2)尿钾测定:同尿钠($a_0=$1mg％)。

【记录】

表 1　氢氯噻嗪的利尿作用

药物	0～60min 尿量 (ml)	尿滴数/15min			
		15	30	45	60
氢氯噻嗪					
生理盐水					

表 2   氢氯噻嗪对尿中钠、钾离子排泄的影响

药物	钠排泄		钾排泄	
	浓度（mg％）	60min 总量（mg）	浓度 mg％	60min 总量（mg）
氢氯噻嗪				
生理盐水				

附：火焰光度计原理

利用压缩空气将稀释的尿标本喷成雾状再与可燃气体温和燃烧，样本中某些金属元素被热能激发，发射出特有的火焰，如钠火焰呈橙黄色、钾呈深红色。溶液中金属元素越多，所发射出的火焰光度越强，通过光敏元件及放大系统显示在电流计上的读数越高，从而可计算出样本中钾钠的浓度。

第九章　药物对平滑肌的作用
（离体器官实验）

本章采用离体器官实验,综合了传出神经系统药物,组胺、组胺受体拮抗剂及子宫平滑肌兴奋药对支气管、胃肠道及子宫平滑肌的兴奋作用,并分析药物的作用机制。

实验 9.1　药物对气管链的作用

【目的】

学习离体气管链的制备方法,观察药物对支气管平滑肌的松弛作用。

【材料】

药品:氨茶碱,异丙肾上腺素,磷酸组织胺,乙酰胆碱,克氏营养液。

器材:棉线,剪刀,镊子,恒温水浴、张力换能器。

动物:豚鼠 1 只(体重 300g 以上)。

【原理】

支气管平滑肌上有 β_2 肾上腺素能受体、M 胆碱能受体和 H_1 组胺受体等,异丙肾上腺素使其扩张,而组胺和乙酰胆碱则使其收缩。

目前认为气管平滑肌对药物的反应与支气管没有本质上的差别,因此可选用方法简便、反应敏感的离体气管进行实验,以此代表整个呼吸平滑肌对药物的反应。

不同种属动物气管对药物反应有所不同,其中以豚鼠呼吸道平滑肌对药物反应比较敏感,特别对支气管扩张药比大白鼠敏感 100 倍以上,为寻找合适的支气管扩张药,以选用豚鼠气管为宜。

【方法】

豚鼠体重 300g 以上,猛击头部处死,尽量靠近头部切开咽喉,剪下气管放入克氏营养液中,剥去外附组织。在两个软骨之间横切成一单环,常用 6 环用棉线把它们结扎起来成为一链状。链的末端在水浴中通气钩上固定,另一端连在张力换能器上,调节负荷 0.5g,记录仪量程调至 10~20mV。水浴内盛有 37 C 克氏溶液,通以氧气。

气管链开始时反应较慢,1h 后反应性逐步提高,如果加入药物剂量较大,而产生的反应大,要待组织恢复完全需等待 30min 以上。如果选择较小的剂量,通常 15min 可恢复到原来水平。加入药物后观察 5~10min 即可。药物反应观察完后,气管需用克氏液冲洗两次。

如果水浴量是 50ml，加入氨茶碱 2mg 或异丙肾上腺素 1μg，均有明显舒张作用；加入磷酸组织胺 20μg 或乙酰胆碱 1mg 应有明显的收缩作用。

【记录】

自行设计。

【注意事项】

应仔细区分软骨和平滑肌，务必不要把肌肉结扎掉。

实验 9.2　药物对离体肠的作用

【目的】

观察某些药物对离体豚鼠肠的作用,并分析其作用机制。

【材料】

药品:10^{-5}mol/L 磷酰组胺溶液,10^{-4}mol/L 苯海拉明溶液,10^{-4}mol/L 乙酰胆碱溶液,10^{-3}mol/L硫酸阿托品溶液,1%氯化钡溶液,台氏液。

器材:离体平滑肌浴槽,恒温,充气装置一套,缝针,线,注射器,烧杯,量筒,培养皿,手术器械,滴管、MedLab 系统。

动物:豚鼠一只。

【方法】

取豚鼠一只,以右手握住两后腿,左手托其背,将其枕后部猛力向台面一击处死。剖开腹腔于胃下 1.2cm(十二指肠)处剪取空肠一段置于台氏液中,沿肠壁将肠系膜分离。用台氏液将肠内容物冲洗干净,将其剪成数小段(每小段 2cm),每小段两端用缝针横穿丝线各一条,浸于台氏液中备用。

取肠管一小段,一端固定在 L 形管的弯钩上,放入盛放台氏液的麦氏浴管内,调节水浴温度至 38 ± 0.5℃,另一端的线连接于张力换能器输入 MedLab 系统(调节线的松紧度以肠前负荷达 1g 为宜)。从 L 形管口藉充气球胆通入空气(或从浴槽下皮管刺入头皮针接充气泵),调节气流速度以 2~3 个气泡/s 为宜。

开始实验:开启 MedLab 系统,打开配置点击"离体肠实验",调节离体肠张力变化曲线后使系统进入"写盘状态"。

于麦氏管中依次滴入下列药物:

(1)加入 10^{-5}mol/L 乙酰胆碱溶液 0.1~0.2ml,待收缩达最高点时加入 10^{-3}mol/L 硫酸阿托品溶液 0.1ml,观察结果如何。再加入同量乙酰胆碱,观察结果。

(2)用台氏液换洗三次,待肠肌恢复后,加入 10^{-5}mol/L 磷酸组胺溶液 0.3ml,待收缩达最高点时加入 10^{-4}mol/L 苯海拉明 0.3ml,3min 后再加同量磷酸组胺溶液。观察结果。

(3)用台氏液换洗三次,待肠肌恢复后加入 1%氯化钡 1ml,观察其结果。当作用达最高点时,再加入 1×10^{-3}mol/L 硫酸阿托品溶液 0.1ml 观察结果。再加 10^{-4}mol/L 苯海拉明 0.3ml,观察结果。

【记录】

剪辑、整理、打印结果。

【注意事项】

1.洗涤用台氏液及水浴温度,均需保持 38 ± 0.5℃,台氏液可盛于量筒内,放入浴中加热。

2.离体肠勿在空气中暴露过久,悬吊不宜过紧,线不可与管壁贴住,滴加药液时,也应防止勿滴在管壁或悬线上，宜直接加入台氏液中。

3.每次给药应打上标记，在实验记录上记录实验日期、室温。负荷、放大倍数、水浴温度及滴加药液的名称、浓度和用量。

实验 9.3　缩宫素对小鼠离体子宫的作用

【目的】

学习离体子宫的实验方法,观察缩宫素对子宫的作用。

【材料】

药品:缩宫素(0.2U/ml、2U/ml),0.1%雌二醇,低钙洛氏液。

器材:采离体平滑肌浴槽、恒温、充气装置一套,小圆缝针,00 号缝线,注射器,针头,手术剪,眼科镊,培养皿,量筒,MedLab 系统。

动物:未孕雌性小白鼠,体重 30g 以上。

【方法】

取体重 30g 以上未孕雌性小白鼠一只,在实验前一天腹腔注射 0.1%雌二醇 0.1mg/kg,人工造成动情期,以提高子宫的敏感性。24h 后将小白鼠颈椎脱臼法处死,剖开腹腔,用镊子轻轻拨开附在肠系膜上的脂肪,可见一对粉红色的卵巢和"V"形子宫。确定子宫后,从子宫颈处剪断,将两侧子宫从子宫角处游离并立即置于盛有洛氏液的培养皿中。

取一侧子宫,将两端用丝线结扎,一端固定在"L"形管的弯钩上,置于盛有洛氏液的 30℃浴槽内,另一端与张力换能器相连。通入 95%O_2 和 5%CO_2 混合气体(1~2 个气泡/s)。计算机开机后,进入 MedLab 系统,打开配置点击"离体子宫"。调节标本前负荷为 1g,平衡 30min,稳定后开始实验。

先描记一段子宫平滑肌的正常活动曲线,加 0.2U/ml 缩宫素 0.6ml,观察收缩曲线变化。3min 后,再加 2U/ml 缩宫素 1.5ml,观察和记录子宫收缩各项指标进一步的变化,并记录其子宫活动力。主要指标如下:

收缩张力:即每次舒张的最低点　　　　收缩强度:即每次收缩的最高点

收缩频率:为每分钟收缩的次数　　　　子宫活动力＝收缩强度×收缩频率

【记录】

观察指标	给药前	缩宫素(0.6ml)	缩宫素(1.5ml)
收缩张力(mg)			
收缩强度(mg)			
收缩频率(次/min)			
子宫活动力(次/min)			

【注意事项】

1. 操作过程中应避免过度用力牵拉子宫组织,而且操作时间尽量短些,并注意供给 O_2。

2. 标本固定时,下端应尽量靠近弯钩处,以免标本露出洛氏液外,影响标本活性。

3. 低钙洛氏液能消除子宫平滑肌的自发运动。可把洛氏液配方中的 $CaCl_2$ 由 0.24g/L 改为 0.06g/L。

第十章　抗炎药物实验

类症是常见的临床症状,在抗炎药物研究中,常用物理性、化学性和生物性刺激来制作实验性炎症模型。本章采用小鼠二甲苯致炎及溶血试验观察糖皮质激素的抗炎作用。

实验 10.1　氢化可的松的抗炎作用

【目的】

观察氢化可的松的抗炎作用。

【材料】

药品:1%琥珀酸钠氢化可的松溶液,2%伊文斯蓝(Evans'blue),二甲苯,生理盐水。

器材:1ml 注射器连针头,鼠笼。

动物:小鼠 2 只(体重相近)。

【方法】

小鼠称重,标号。两鼠分别腹腔注射 2%伊文斯蓝 0.2ml/10g,随后甲鼠皮下注射 1%琥珀酸钠氢化可的松溶液 0.2ml/10g,乙鼠皮下注射等量生理盐水,半小时后于两鼠右耳廓边缘上滴一滴二甲苯,使之侵及耳廓内外,15min 后观察两鼠右耳廓蓝染程度有何不同,并分析其原因。

【记录】

琥珀酸钠氢化可的松对小白鼠的抗炎作用

	体重(g)	剂量	耳廓蓝染程度
琥珀酸钠氢化可的松组			
生理盐水组			

实验 10.2　氢化可的松稳定红细胞膜的作用

【目的】

观察氢化可的松抗炎作用。

【材料】

药品:5g/L 氢化可的松溶液,40g/L 桔梗煎剂滤液,等渗磷酸盐缓冲液(pH7.38),20g/L 红细胞悬液。

器材:试管,试管架,吸管,(5ml、1ml)注射器,恒温水浴箱。

【原理】

糖皮质激素的抗炎作用机制之一在于可稳定溶酶体膜,减少水解酶和各种致炎因子的释放,减轻或阻止炎症的发生发展。溶酶体膜与红细胞膜的生物特性很相似。氢化可的松保护红细胞膜免遭皂甙破坏(溶血)的实验,可用以证明糖皮质激素的这一抗炎作用机制。

【方法】

1. 恒温水浴箱加水至适当量,加温至 38±2 ℃,并调节温控旋钮,使水温维持在这一范围内。

2. 试管 3 支按 1、2、3 顺序编号,各加入 20g/L 红细胞悬液 3ml。然后第 1 管加入 pH7.38 等渗磷酸盐缓冲液 1ml,第 2 管加入 pH7.38 等渗磷酸盐缓冲液 0.5ml,第 3 管加入 0.5g/L 氢化可的松溶液 0.5ml。混合摇匀后 3 个管同时用橡皮筋捆扎,放置于 38±2 ℃的恒温水浴中,孵育 20min。

3. 取出试管,在第 2 管、第 3 管中各加入 40g/L 桔梗煎剂滤液 0.5ml,摇匀后再放回恒温水浴中,10～15min 后取出试管,要求观察并记录各管有无溶血发生。

【记录】

把各管所加红细胞悬液、药液量及结果填入表内。

	20g/L 红细胞悬液	pH7.38 等渗磷酸盐缓冲液	5g/L 氢化可的松溶液	40g/L 桔梗滤液	溶血
1 号管					
2 号管					
3 号管					

【药液制备】

1. pH7.38 等渗磷酸盐缓冲液配制:无水磷酸二氢钠(NaH_2PO_4)1.60g,无水磷酸氢二钠(Na_2HPO_4)7.55g,氯化钠(NaCl)4.32g,蒸馏水适量。

注意:磷酸二氢钠市售品含 1 个结晶水($NaH_2PO_4 \cdot H_2O$),应用时可按($NaH_2PO_4 \cdot H_2O$)的取量＝无水品量×1.15。

2.20g/L 红细胞悬液制备:兔心取血(每 1ml 血含肝素 50U),2000r/min,离心 5min,弃去上层血浆和界面上的白细胞层,用 pH7.38 等渗磷酸盐缓冲液洗涤细胞,离心数次,直到上清液澄清无红色为止。然后按血细胞比容的数量,用 pH7.38 等渗磷酸盐缓冲液稀释成 20g/L 红细胞悬液。4~7℃冰箱贮存 4 天备用。

3.4g/L 桔梗煎剂滤液制备:市售桔梗饮片 8g,置于 1000ml 玻璃烧杯中,加 200ml 蒸馏水,加热微沸 1h,过滤留下煎液。如此连续 3 次,然后合并煎液,过滤后加蒸馏水至 200ml,冷藏备用。

【注意事项】

1.恒温水温箱的水温一定要保持在 38±2℃,温度过低或过高都将影响实验结果。

2.稀释液必须是 pH7.38 的等渗磷酸盐缓冲液,切不可用生理盐水取代。

3.红细胞悬液在冰箱中贮存 3~4 天再使用,比新鲜配制的效果更好。

4.桔梗煎剂滤液的浓度一定要准确,新鲜配制的最好,当不用时可放置于冰箱冷藏。

第十一章　临床药理学实验

临床及临床前药理学实验主要包括药效学、药代动力学、毒理学三个方面的实验。本章主要从药效学和药代动力学两个方面进行研究,要求初步掌握药物临床评价的基本方法;了解乙酰化酶的活性对药物代谢的影响;了解高效液相色谱仪的工作原理及检测过程;了解常用药动学参数的计算方法及3P97、3P87程序在药物代谢动力学研究中的应用。

实验 11.1　安慰剂的药理效应

【目的】

1.学会用双盲法排除受试者和观察者所造成的误差。

2.掌握药物临床评价的基本方法。

【材料】

药品:阿托品胶囊(0.6mg/粒),安慰剂胶囊。

器材:心电图机,EGM-Ⅱ型踏车功量机,心电图尺,分规,测视力近点卡片,血压计,听诊器,登记表1份。

【方法】

1.每5人一组,一人为受试者,其余人为观察者。受试者随机编号并服药(安慰剂或药物各2粒),填写登记表。

2.分别于给药前和给药后45min、90min测定静息状态(受试者静坐5~10min后测定)和运动试验时(踏车结束后即刻)各种参数。

3.参数测量。

(1)脉率:计数腕部脉搏30s,以次/min表示。

(2)血压:以mmHg表示。

(3)视力近点:托起卡片(受试者可见清晰的字母符号),慢慢地移向受试者,当卡片上的字母变模糊并超出焦点时作为终点,测量该点至眼球的距离,以毫米表示,这反映眼睛适应近视能力的大小。

(4)ECG:用ECG-6353型心电图机做Ⅰ、Ⅱ、Ⅲ导联心电图,然后用分规和心电图尺测量Ⅱ导联心电图的P-R间期、QRS波、Q-T间期、S-T及T波高度。

4. 心电运动试验(Exercise Testing)——踏车试验

踏车试验禁忌证:

(1)任何急性病,特别是心肌梗塞。

(2)心力衰竭、严重心律失常及中、重度高血压。

(3)严重肺部疾患。

(4)电解质紊乱。

(5)药物中毒。

中止运动的标准:

(1)达到预测心率。极量运动心率:220-年龄数;亚极量运动心率:190-年龄数;康复及医疗体育运动心率:170-年龄数。

(2)出现典型心绞痛。

(3)心电图出现阳性改变。

(4)出现严重心律紊乱。

(5)血压下降或剧升:较运动前收缩压下降 10mmHg,或运动中血压超过 210mmHg。

(6)头晕、脸色苍白、出冷汗、步态不稳。

(7)下肢无力,不能继续运动。

【记录】

结果(填入表1和表2)。

表 1 受试者登记表

	姓名	性别	年龄	体重
受试者				
观察者				
实验制剂号				
实验日期				

表 2 安慰剂(或阿托品)对 HR、BP、ECG、视力的影响

观测指标	给药前		给药后			
			45min		90min	
	静息	运动	静息	运动	静息	运动
HR(次/min)						
BP(mmHg)						
视力近点(mm)						
心电图						
P-R						
QRS						
Q-T						
S-T						
T 波(mV)						

【注意事项】

1. 受试者无青光眼、胃幽门梗阻、前列腺肥大、心律失常病史。

2. 受试者在接受实验时,应保持安静,仅可做基础运动。

3. 应保证测量的准确性,并记录受试者在实验期间的任何主诉。

实验 11.2 乙酰化酶活性测定及乙酰化类型的分布

【目的】

1. 了解乙酰化酶的活性及其对药物代谢的影响。

2. 测定部分同学快慢乙酰化类型的分布情况。

【材料】

药品:SMZ 片剂,1mol HCL,1mol NaOH,0.5%麝香草酚,20%NaOH 溶液。

器材:722 型分光光度计,试管架,水浴锅,漏斗,滤纸,100ml 容量瓶,5ml 刻度吸管,大试管,试管塞子,记号笔,吸耳球。

【方法】

1. 受试者(无磺胺药过敏史)在服药前排尿并收集适量尿液作为对照。然后口服 SMZ 2g,于服药后 2h 再收集尿液。

2. 用量筒量取给药前、后尿液各 5ml,分别置于 50ml 容量瓶内,各加 1mol NaOH 1ml,用蒸馏水稀释至 50ml,振摇后过滤,留滤液备用。步骤见下表。

管号 步骤	药前	药后	
	空白对照	(1)总 SMZ 管	(2)游离 SMZ 管
①尿样本	5ml	5ml	5ml
②1mol HCl	2ml	1ml	2ml
③加热	——	沸水浴中煮沸 1h (冷却)	——
④1mol HCl	——	1ml	
⑤1mol NaOH	1ml (摇匀)	1ml (摇匀)	1ml (摇匀)
⑥0.5%麝香草酚	2ml	2ml	2ml

用 722 分光光度计在 525nm 波长处,求出各管光密度 D。

$$乙酰化酶活性 = \frac{(1)管(D) - 2 管(D)}{(1)管 D} \times 100\%$$

$$= \frac{总 SMZ - 游离 SMZ}{总 SMZ} \times 100\%$$

乙酰化酶活性≥40%为快乙酰化酶型;<40%为慢乙酰化酶型。

【记录】

汇总全组的结果并登记。

姓名	年龄	籍贯	肝功能	血型	乙酰化酶活性

【注意事项】

1. 过滤时取续滤液。

2. 煮沸后应待冷却后使用。

3. 有磺胺过敏史,肝、肾功能不良者,最近服用过类似药物者禁忌。

实验 11.3　SD 药代动力学参数的测定及其肝、脑组织分布

【目的】

1. 了解常用药代动力学参数的计算方法。

2. 了解磺胺嘧啶(SD)在肝、脑组织的分布。

【材料】

药品:20%磺胺嘧啶钠(SD 钠),肝素,5%三氯醋酸,0.5%NaNO₂,0.5%麝香草酚,20%NaOH 溶液(显色剂)。

器材:722 型分光光度计,离心机,兔盒,试管架,玻璃棒,玻璃笔,手术刀片,注射器,离心管,10ml 试管,1ml 吸管 6 支,坐标纸,棉球,匀浆管,开骨钳,剪刀。

动物:家兔两只。

【方法】

1. 给药前采血:将家兔置于兔盒内固定,拔去耳廓外缘的毛,选择一条比较明显的耳缘静脉,使血管显露。先用手术刀片将兔耳的一边耳缘静脉的 1/2～2/3 切开,采集给药前的静脉血。用吸管量 0.4ml 血(作对照标本),注入预先盛有 5%三氯醋酸 5.6ml 的离心管中,摇匀,离心 5min(2000r/min),沉淀蛋白质。

2. 从耳缘静脉注射 SD 钠 0.4g,于注射后 5min、15min、30min、45min 及 60min 各取血 0.4ml,处理同上。

3. 吸取上述离心管上清液各 3ml 于试管中,按时间顺序编号,加入 0.5% NaNO₂1ml,摇匀,加显色剂 2ml,置于比色杯中,用 722 型分光光度计,选波长 525nm,以给药前对照血标本管调零点,测定各管光密度。

4. 于末次取血后将兔放血处死,取肝和脑组织各 0.8g,另放血处死一只正常未用药兔,取其肝、脑组织各 0.8g 作对照标本。将肝、脑组织分别置于匀浆管中,加 5%三氯醋酸 2ml,研成匀浆,然后将匀浆转移至离心管中,以 5%三氯醋酸冲洗匀浆管,使最后总体积为 8ml,离心 5min,取上清液 3ml 置于试管中,加入 0.5%NaNO₂ 1ml,摇匀,加入显色剂 2ml,摇匀,用 722 型分光光度计,选波长 525nm,以对照兔肝、脑组织标本管调零点,分别测定肝和脑组织的光密度。

【记录】

1. 计算 SD 药代动力学参数。

一级动力学消除的药物时间的关系式为:

$$C_t = C_0 e^{-kt}$$

方程两边取对数:

$$\lg C_t = \lg C_0 - k_t / 2.303$$

以 $\lg C_t$ 对 t 作直线回归得直线方程,其截距 A 为 $\lg C_0$,斜率 B 为 $-k/2.303$。

将实验结果填入下表计算出 A、B。

X（时间）	X^2	C（浓度）	$Y = \lg C$	XY
5				
15				
30				
45				
60				
$\sum X$	$\sum X^2$		$\sum Y$	$\sum XY$

$$B = \frac{n\sum XY - \sum X \sum Y}{n\sum X^2 - (\sum X)^2}$$

$$A = \frac{\sum Y - B\sum X}{n}$$

n 为取血点数目。

由 A、B 计算出以下参数：

K_e（消除速率常数）$= -2.303B$

$t_{1/2}$（血浆半衰期）$= 0.639/K_e$

C_0（初始浓度）$= \lg^{-1}A$

V_d（表观分布容积）$= D_0/C_0$（D_0 为用药量）

C_L（消除率）$= K_e \cdot V_d$

AUC（药时曲线下面积）$= C_0/K_e$

2. 作图：在半对数坐标纸上，以 t 为横坐标、C 为纵坐标描点，绘成曲线。

本实验也可使用 3P87 软件进行参数求算，得出药动学参数。

3. 肝和脑组织 SD 含量计算。分别由标准曲线求出 SD 含量乘以 0.2，即为每克肝和脑组织中 SD 含量。将肝、脑 SD 含量绘成直条图，比较两者的差别。

实验 11.4　高效液相色谱法测定人血浆劳拉西泮浓度

【目的】

1.建立检测人血浆醋氯芬酸浓度的方法。

2.了解高效液相色谱仪(HPLC)的工作原理及检测过程。

【材料】

药品:甲醇,乙醚,冰醋酸,盐酸,双蒸水,劳拉西泮标准品、地西泮。

器材:高压液相色谱仪为 Agilent1100 系列,包括 G1311A 四元泵,G1315B 二极管阵列检测器,G1322A 在线脱气机、手动进样器及 HP 色谱工作站。

色谱条件:色谱柱为 Eclispe-XDB C8($4.0mm\times150mm$,$5\mu l$,Agilent 公司),保护柱为 C8柱(大连依利特分析仪器有限公司)。流动相为甲醇：水($68：30$,V/V),流速为 $0.8ml/min$。检测波长为 230nm,柱温为室温,检测灵敏度为 0.1mAU。血浆经乙醚萃取浓缩,$20\mu l$ 进高效液相色谱仪检测。

【原理】

高效液相色谱法是在经典的液相色谱法的基础上发展而形成的分离分析方法,采用高效固定相、高压输送流动相和在线检测技术,具有分离效果高、分析速度快、仪器化等特点。

【方法】

1.血浆样品的处理。准确吸取血浆样品 0.5ml 注入 10ml 磨口试管中,加入内标液($800\mu g/L$)$50\mu l$、饱和硼酸钠溶液 $200\mu l$、乙醚 5ml,混旋 1min,静置分层,取上层清液 4.5ml 注入 5ml 锥底试管中,放置在 37℃水浴中挥干后,加流动相 $200\mu l$ 溶解残渣,进样 $20\mu l$ 检测。

2.标准曲线的制备。于 7 支 10ml 磨口试管中分别加入不同量的醋氯芬酸标准溶液,自然挥干后,各加空白血浆 0.5ml,使最终浓度为 $1.0\mu g/L$、$2.0\mu g/L$、$5.0\mu g/L$、$10.0\mu g/L$、$20.0\mu g/L$、$50.0\mu g/L$、$100.0\mu g/L$ 血浆标准系列,按血浆样品处理方法处理后分别测定劳拉西泮和内标物的峰面积,并计算其峰面积的比值(A_i/A_s)。以比值为横坐标,以该比值所对应各点浓度(C)为纵坐标绘制标准曲线得回归方程。

【记录】

1.HPLC 图谱。血浆中劳拉西泮和内标物峰形良好,分离完全,无杂质峰干扰。在本实验条件下,劳拉西泮的保留时间为 4.01min,内标物的保留时间为 5.86min。内标物峰面积稳定。

2.血浆劳拉西泮浓度的计算。计算劳拉西泮与内标物的峰面积的比值,代入标准曲线求得血浆劳拉西泮的浓度。

【注意事项】

1.高效液相色谱仪为精密贵重仪器,检测过程要小心,注意爱护仪器。

2.在血浆处理过程中,加入的血浆、试剂和内标物的量一定要准确,在转移上层乙醚时不要将下层的血浆吸入。

3.因在挥干的过程中劳拉西泮可随乙醚挥发掉,所以要缓慢挥干,不能烤干。

4.挥干后恢复体积时,一定要混旋,使管壁的药物溶解。

第十二章 麻醉药药理学实验

局部麻醉药、全身麻醉药及肌松药都是麻醉药药理学研究的重要内容。局部麻醉可分为表面麻醉、浸润麻醉、传导麻醉等。筛选表面麻醉药,常在家兔的角膜上进行。筛选浸润或传导麻醉药,观察用药前后神经传导通路上反射的变化,或采用电生理方法,观察药物对神经纤维动作电位的影响。全麻药按其给药途径分为吸入麻醉药、静脉麻醉药及其他(包括分离麻醉药、麻醉辅助药等),其研究方法是从整体实验中观察动物麻醉后意识、痛觉、反射消失及肌肉松弛情况。肌松药是常用的辅助麻醉药物,本章主要采用的方法是蛙坐骨神经腓肠肌标本法及蛙运动终板试验法。

实验 12.1 乙醚全身麻醉前给药

【目的】

观察乙醚对小白鼠的麻醉作用及麻醉前给药对其作用的影响。

【材料】

药品:麻醉乙醚,0.3%苯巴比妥钠溶液,0.03%东莨菪碱溶液,生理盐水。

器材:天平,标本缸(500cm³),1ml 注射器,棉球,大头针,橡皮胶,线。

动物:小鼠 3 只(体重各相差不超过 3g)。

【方法】

取小鼠 3 头,称重,标号,观察并记录各鼠活动情况、痛觉反射(以大头针刺鼠爪)、肌张力、翻正反射,以翻正反射消失作为麻醉指标。甲鼠:0.3%苯巴妥钠溶液 60mg/kg,腹腔注射;乙鼠:0.03%东莨菪碱 1.5mg/kg,腹腔注射;丙鼠:生理盐水 0.2ml/10g,腹腔注射。10min 后将 3 鼠放于同一标本缸内,注射 2.5ml 乙醚于悬挂缸内中间部位的棉球上,立即密闭缸盖,记录开始吸入乙醚时间,并观察 3 鼠活动情况。待小白鼠麻醉后,由标本缸内取出重复观察上述指标。记录诱导期(开始吸入乙醚→翻正反射消失)和麻醉期(翻正反射消失→恢复)。

【记录】

鼠号	体重(g)	诱导期(min)	麻醉期(min)	痛觉反射	肌张力
甲					
乙					
丙					

实验 12.2 硫喷妥钠的静脉麻醉作用

【目的】

观察硫喷妥钠静脉麻醉的特点。

【材料】

药品:1%硫喷妥钠溶液。

器材:5ml 注射器连针头,大头针,剪刀,婴儿秤。

动物:兔 1 只。

【方法】

取家兔称重,观察呼吸频率、肌张力、角膜反射、痛觉反应和翻正反射。按 15mg/kg 由体重耳缘静脉缓慢注射硫喷妥钠溶液。注射完毕后立即检查上述指标,并记录转正反射及恢复时间。

【记录】

指标	诱导期	麻醉持续时间	
		麻醉前	麻醉后
呼吸频率			
肌 张 力			
痛觉反应			
翻正反射			
角膜反射			

实验 12.3　氯胺酮的分离麻醉

【目的】

观察氯胺酮分离麻醉的特点。

【材料】

药品:0.05%氯胺酮溶液。

器材:1ml 注射器连针头,大头针,剪刀,婴儿秤。

动物:兔 1 只。

【方法】

取家兔称重,观察呼吸频率、肌张力、角膜反射、痛觉反应和翻正反射等。按体重2.5mg/kg由耳缘静脉缓慢注射氯胺酮溶液,注射完毕后立即检查上述指标,并记录结果。

【记录】

自行设计。

实验 12.4 兔角膜的表面麻醉

【目的】

观察利多卡因表面麻醉的特点。

【材料】

药品:1%利多卡因溶液,生理盐水。

器材:兔固定盒,圆头小玻棒,1ml 注射器,剪刀,婴儿秤。

动物:家兔 1 只(2～3kg)。

【方法】

取家兔固定于兔固定盒中,露出头部,小心剪去上下睫毛。将兔的一眼下眼睑向下拉,使结膜壁成杯状,用 1ml 注射器在 0.5min 的时间内向结膜囊内加入 1%利多卡因溶液 0.5ml,使药液与角膜接触 1min,然后用生理盐水冲洗一次,另一眼滴入生理盐水,作为对照,用药后1min,2min,5min 各测试一次角膜反射,测试用圆头小玻棒压迫角膜使微呈凹陷,每次测试 5点,最好分布于角膜各处,5min 测试一次,直至恢复。

【记录】

起效时间,高峰期,持续期。

实验 12.5　普鲁卡因对豚鼠丘疹的浸润麻醉

【目的】

观察普鲁卡因对豚鼠丘疹的浸润麻醉作用特点。

【材料】

药品:1%普鲁卡因,生理盐水。

器材:1ml 注射器、剪刀、剃刀、标记笔、针头。

动物:豚鼠 2 只(250～300g)。

【方法】

1. 选取豚鼠 2 只,于实验前一日,剃净背部正中线旁各一块直径 4～5cm 皮肤。

2. 实验用 4 号半针头注射药液,先刺穿皮肤,再将针尖退后至皮肤中层,再斜插入皮内。注入 1%普鲁卡因溶液 0.2ml,所形成的丘疹用标记笔圈记其大小,同法注射生理盐水。普鲁卡因用于甲鼠背前部和乙鼠背后部,生理盐水用于甲鼠背后部和乙鼠背前部。

3. 注药后每隔 5min,针刺测试丘疹部皮肤的感觉,历时 30min,共 6 次,每次针刺 6 下,两刺间时距 3～5s。

【记录】

$$麻醉强度 = \frac{针刺无反应的总次数}{36} \times 100\%$$

实验 12.6 蛙坐骨神经的传导麻醉

【目的】

制备蛙坐骨神经腓肠肌标本,观察普鲁卡因的传导麻醉作用。

【材料】

药品:1%普鲁卡因溶液,生理盐水,任氏液。

器材:剪刀,探针,镊子,玻璃分针,图钉,蛙板,缝线,铁支架,张力换能器,MedLab 生物信号采集处理系统,瓷杯,培养皿。

动物:蛙或蟾蜍。

【方法】

1. 毁脑、脊髓。取蛙或蟾蜍,用左手握住,以食指压其头前端使头部尽量前俯,右手持探针自枕骨大孔处垂直刺入,到达椎管,并将探针改变方向刺向颅腔,向各侧不断搅动,彻底捣毁脑组织再将探针原路退出,刺向尾侧,捻动探针使逐渐刺入整个椎管内,捣毁脊髓。

2. 坐骨神经腓肠肌标本制备:剥去一侧下肢自大腿根部起的全部皮肤,然后将标本俯卧位固定于蛙板上,在大腿背内侧的股二头肌与半膜肌之间,纵向分离坐骨神经至膝关节处,并在神经下穿线备用,然后分离腓肠肌的跟腱,穿线结扎,并连同结扎线将跟腱剪下,一直将腓肠肌分离至膝关节处固定,折弯压住膝关节,完成制备。

3. 神经远端连刺激电极,中间留一段供包绕试药棉花,腓肠肌跟腱结扎线连于肌张力换能器。输出端与 MedLab 生物信号采集处理系统相连,测定电刺激阈。

4. 将神经中段用含有 1%普鲁卡因溶液棉花包绕,以后每 1min 刺激 1 次,记录自用药至麻醉所需的时间。

实验 12.7 琥珀胆碱的骨骼肌松弛作用

【目的】

观察琥珀胆碱对蛙坐骨神经腓肠肌的作用特点。

【材料】

药品:0.5%氯化琥珀胆碱溶液,任氏液,生理盐水。

器材:剪刀,探针,镊子,玻璃分针,大头针,图钉,蛙板,缝线,铁支架,张力换能器,MedLab 生物信号采集处理系统,瓷杯,培养皿。

动物:蛙或蟾蜍。

【方法】

1.取蛙一只,毁脑及脊髓,剥皮,腹位固定于蛙板上,分离坐骨神经至膝关节处,穿线备用,然后分离腓肠肌的跟腱,穿线结扎,剪断跟腱,将腓肠肌分离至膝关节,固定膝关节,跟腱结扎线连于肌张力换能器,输出端与 MedLab 生物信号采集处理系统相连,刺激神经和肌肉,测定电刺激阈。

2.取蘸有 0.5%氯化琥珀胆碱溶液的小棉条包裹坐骨神经(勿使药液触及肌肉),10min 后再以原刺激强度刺激神经和肌肉,记录收缩反应。

3.除去神经上小棉条,另以一新蘸有 0.5%氯化琥珀胆碱溶液的小棉条包裹肌肉,10min 后再以原刺激强度刺激神经和肌肉,记录收缩反应。

【记录】 方式自行设计。

实验 12.8　筒箭毒碱作用部位分析

【目的】

学习蛙运动终板试验法,观察筒箭毒碱的肌松作用。

【材料】

药品:1%氯化筒箭毒碱溶液,任氏液,生理盐水。

器材:剪刀,镊子,图钉,蛙板,缝线,瓷杯,1ml 注射器。

动物:蛙或蟾蜍。

【方法】

取蛙一只,腹位固定于蛙板上,分离两侧坐骨神经,并将右侧股动脉结扎,再将除坐骨神经以外组织结扎以阻断右后肢的体液循环。刺激两侧坐骨神经,以后肢伸屈反应或腓肠肌收缩反应为阳性指标,找出刺激一侧坐骨神经引起同侧及对侧后肢伸屈或腓肠肌收缩的阈刺激强度;以电直接刺激肌肉,找出引起收缩反应的阈刺激强度,并记录下刺激神经肌肉的阈刺激强度。于蛙胸部淋巴腔注入 1%氯化筒箭毒碱溶液 0.1ml/10g,用药后 5～30min 内,以原阈刺激强度,刺激两侧坐骨神经和两侧腓肠肌,并记录实验结果,分析筒箭毒碱的作用部位。

(1)刺激左侧坐骨神经,观察后肢反应,若无反应,直接刺激肌肉,分析结果。

(2)刺激右侧坐骨神经和直接刺激腓肠肌,分析结果。

(3)将左侧坐骨神经切断,刺激神经中端,观察右侧后肢反应,分析结果。

【记录】　方式自行设计。

第十三章　实验设计

实验药理学是药理学中的一个重大组成部分,通过实验设计,应使学生充分认识实验在科学理论研究中的作用。通过独立设计并完成实验,培养学生对科学研究的兴趣,同时培养学生思考问题及综合分析的能力。

实验设计的内容包括:研究的题目、内容、方法、材料(药品、器材、动物)及预期结果。

实验设计的要求:

(1)选题体现了该项研究的价值性,选题最好有所创新,目的性明确。

(2)实验设计的每个步骤,每个环节都要符合科学性,方法易行。

(3)要根据本实验室的现有条件,进行实验可行性分析。

(4)研究内容要具体、明确,列出相应的理论依据和参考文献。

(5)动物的选择要经济、合理,采用随机分组,进行自身对照或异体对照。

(6)实验因素、检测指标不宜过多,以免不能完成实验。

(7)实验结果的观察要严谨、实事求是,做好原始记录。

(8)整理数据,进行统计学分析,完成实验设计书。

设计性实验范例

药物对中枢神经系统的作用及机制分析

【实验目的】

1. 辨别以下四个未知药物(未知药物 A、B、C、D,包括氯丙嗪、苯巴比妥钠、尼可刹米、盐酸哌替啶,但不知 A、B、C、D 各代表哪个药)。

2. 通过药物辨别实验,说明各药对中枢神经系统的作用特点及作用机制。

【实验对象】

小白鼠 12 只(18～22g)。

【实验药品】

未知药 A,未知药 B,未知药 C,未知药 D,苦味酸。

【实验器材】

1ml 注射器 4 支,鼠笼 4 个。

【实验步骤提示】

1. 将 16 只小白鼠随机分成 4 组,分别进行称重、标号。

2. 观察各组小白鼠的一般活动、翻正反射,并做记录。

3. 给药:4 组小鼠分别给予 A 药、B 药、C 药、D 药,0.1ml/10g,腹腔注射,记录给药时间。

4. 给药后连续观察 40min，并记录下列指标：

（1）一般活动；

（2）翻正反射；

（3）惊厥先兆（竖尾、跳跃、尖叫等）；

（4）给药后 30min，进行热幅射甩尾实验或热板法实验；

（5）继以上步骤之后，用 YSD-4 型药理生理实验多用仪给予电刺激，观察是否出现惊厥反应。

5. 为下列研究设计一个实验方案，要求写出实验目的，所用到的动物、药品、仪器以及方法步骤。（任选一题）

1. 肾上腺素对血压的影响及机制。

2. 乙酰胆碱对血压的影响及机制。

3. 可乐定对血压的影响及机制。

4. Ba^{2+} 对肠平滑肌的作用及机制。

5. 钙拮抗剂对记忆的影响。

6. 比较速尿和氢氯噻嗪的利尿作用。

第十四章　制剂和处方

第一节　药物制剂

制剂是按药典或处方配制成一定规格的制品。根据药物的性质和用药的目的不同,可制成各种适用的剂型,以使药物充分发挥疗效,减少毒性及副作用,保证制剂含量准确、均匀和稳定,便于临床使用和贮存。

一、制剂的分类

制剂的剂型按其形态可分为液体剂型、半固体剂型、固体剂型和气溶剂等四类。

（一）液体剂型

1. 芳香水剂（Aqua Aromatica）

芳香水剂系挥发性药物（多为挥发性油）的饱和澄明水溶液,如氯仿水、薄荷水。一般作为液体制剂的溶媒用。

2. 溶液剂（Solutio,sol. 或 Liquor,Liq.）

溶液剂一般系指化学药物的内服或外用的澄明溶液,如10%氯化钾溶液、硫酸镁溶液、4%硼酸溶液、磷酸氢二钠器械消毒液。

药物以甘油为溶剂制成的溶液,称甘油剂,供外用,如碘甘油。

3. 煎剂（Decoctum,Dec.）

煎剂系药物加水煎煮后去渣取汁的液体制剂,中草药常用。如槐榆煎、麻杏石甘汤等。

4. 糖浆剂（Syrupus,Syr.）

糖浆剂系指含有药物或芳香物质的蔗糖近饱和的水溶液。如小儿止咳糖浆、肝宁糖浆、硫酸亚铁糖浆。不含药物的称单糖浆。

5. 酊剂（Tinctura,Tr.）

酊剂一般系指生药或化学品用乙醇萃出或溶解而成的制剂,如颠茄酊、复方樟脑酊、消癣酊。祖国医药学所称的药酒,系指中药用白酒（50～60度）浸出有效成分的液体制剂,如风湿药酒。

6. 醑剂（Spiritus,Spt.）

醑剂一般系指芳香挥发性药物的醇溶液,含醇量一般比酊剂高,如芳香氨醑、薄荷油醑。

7. 流浸膏（Extractum Liquidum,Ext. Liq.）和浸膏（Extractum,Ext.）

流浸膏与浸膏系指用适当溶剂将生药中的有效成分萃出后,用低温将溶剂的一部分或全部蒸发除去,并调整其浓度至规定标准的制剂。除另有规定外,流浸膏是每ml应与原生药1g相当,如甘草流浸膏、益母草流浸膏;浸膏每g与原生药2～5g相当,如当归浸膏。

8. 乳剂(Emulsum,Emul.)或称乳浊液

乳剂系两种互不相溶的液体经过乳化剂处理,制成的较稳定均匀的乳状液体,如鱼肝油乳剂。乳剂一般供内服用。在调配过程中如乳剂颗粒很小而且乳化均匀时,也可作静脉注射用,如复方氨基酸和脂肪乳剂。

9. 搽剂(Linmentum,Lin.)

搽剂系药物在醇性溶液、油溶液或乳浊液中制成,专供外用,可涂于皮肤上并加以搓擦,如松节油搽剂。

10. 合剂(Mistura,Mist.)

合剂系多种药物配制成透明的或混悬的水性液体制剂,如复方甘草合剂、葡萄糖酸锌合剂、氯化铵甘草合剂,供内服用。

11. 注射剂(Injection,Inj.)

注射剂亦称安瓿剂,为药品的灭菌溶液、灭菌混悬液、乳浊液或注射用的灭菌粉末(粉针剂)配成的溶液,供皮下、肌肉、静脉、脊椎、腔道、经穴等注射的一种制剂,如肾上腺素注射剂、青霉素注射剂。

12. 洗剂(Lotio,Lot.)与洗药

洗剂主要是指含有不溶性药物的混悬液,但也有澄明溶液的洗剂。专供外用,用时可不搓擦,如炉甘石洗剂。洗药是中医利用药物煎汤,趁热在皮肤或患部进行熏洗、淋洗的一种制剂,如花椒洗药、艾叶洗药。

13. 涂剂(Pigmenta)

涂剂系供局部外用的液体剂型。溶媒一般为乙醇或其他有机溶剂。其内含药物具有抑制霉菌、杀菌、消炎、止痒、剥脱、收敛以及腐蚀或软化角质等作用;如雷锁辛涂剂、哈西奈德涂剂。

(二)半固体剂型

1. 软膏(Unguentum,Ung.)与硬膏剂(Emplastrum,Empl.)

软膏系指用适宜基质、加入药物,研匀制成的外用制剂,常用的基质有凡士林、液体石蜡、羊毛脂、蜂蜡和水溶性基质(聚二乙醇)。

眼膏剂是极为细腻的软膏,其最大颗粒不应超过 $75\mu m$,如金霉素眼膏。

硬膏剂与软膏剂相似,但基质在体温时只软化而不溶化,常用基质有树脂、铅肥皂、橡胶。如伤湿止痛膏。

2. 糊剂(Pasta,Past.)

糊剂系含较大量粉末(25%以上)的外用软膏剂,其硬度较高,油腻较少,能吸收较多的患部分泌物,如复方锌糊。

(三)固体剂型

1. 片剂(Tabella,Tab.)

片剂系指一种或多种药品经压制成片状的制剂,主要供内服,如阿司匹林片。

片剂也可因应用需要制成下列的片型:

(1)多层片:是用一种药物制成片核,再在核外包上一层或多层其他药物制成的片剂。也有可能外层为速释部分药物,内层为缓释部分药物。如多酶片含胃蛋白酶、胰酶、淀粉酶,胃蛋白酶在速释层,先起作用,胰酶在缓释部分,至肠道才起作用。

(2)植入片(经过灭菌):埋藏于皮下,作用可持续数月。如睾丸素植入片。

(3)舌下含片:不吞服只含于舌下,如三硝基甘油片。

（4）纸型片：将药吸附于溶性纸片上而制成，如口服避孕纸片、妇宁片。

（5）肠溶片：是包有一层肠溶包衣的片剂，它在胃液中保持完整，但能溶解于肠液中，主要用于易被胃酸破坏的药物。

（6）分散片：是一种可以在水中迅速崩解的速溶剂型。具有吸收快、生物利用度高、不良反应少的优点，且特别适合于老、幼和吞咽困难的病人，服用方便。如尼美舒利分散片、阿莫西林分散片、利巴韦林分散片。

（7）泡腾片：如小儿止咳泡腾片、盐酸环丙沙星阴道泡腾片、维生素 C 泡腾片。

2.丸剂(Pilula,Pil.)

丸剂系指药物细粉（100 目以上），加适当粘合剂制成的圆球型制剂。粘合剂用蜂蜜、水、米糊或面糊制成的分别称为蜜丸、水丸、糊丸。中药多用，如银翘解毒丸、保剂丸等。

3.散剂(Pulvis,Pulv.)

散剂系一种或数种药物均匀混合制成的干燥粉末状制剂，分为内服散剂、煮散剂和外用散剂，如钙铋镁散、冰硼散。眼用散剂应通过 180 目筛。

4.胶囊剂(Capsula,Caps.)

胶囊剂系将药物盛装于胶囊中制成的制剂，供内服。如四环素胶囊，维生素 A、D 胶囊。

5.颗粒剂(Granula,Gran.)

颗粒剂系将药物、药材的细粉或提取物等制成干燥颗粒状的内服制剂，如四环素糖颗粒剂。

6.海绵剂(Sponginum,Spong.)

海绵剂系由亲水性胶体溶液经干燥制成的一种吸水性能很强的海绵状固体经灭菌后制成。多用作外科辅助止血剂，如明胶海绵。

7.栓剂(Suppositorium,Supp.)

栓剂亦称坐药，是由药物与基质制成，供插入人体不同腔道的固体制剂。栓剂在常温下应为固体，插入腔道后，可以溶化或软化，释出药物而生效，如甘油栓、甲硝唑栓、痔疮栓。

8.膜剂(Pelliculae)

膜剂是将药物溶解于或混悬于多聚物的溶液中，经涂膜、干燥而制成。如制成多层复方药膜可解决配伍禁忌问题，可供内服和外用。如安定药膜、硝酸甘油药膜、避孕药膜（阴道用）、毛果芸香碱眼用药膜（直接放于眼结膜囊中使用）、氢溴酸后马托品眼膜、复方氧氟沙星口腔溃疡膜。

（四）气溶剂

气溶剂指气体、液体、固体分散于气体介质中所制成的制剂。气溶剂由于应用上的不同，有时亦分别称之为 吸入剂(Inhalatio)、喷雾剂(Nebula)、烟熏剂(Fumigantum)、气雾剂(Aerosolum)。气雾剂近年来发展很快，用途很广，它是药物与抛射剂（液化气体或压缩气体）一起装入耐压器内的液体制剂。用时借助抛射剂气化的压力，将含有药物的内容物以极细的气雾喷射出来。由于雾滴很微小（一般在 $10\mu m$ 以下），气雾吸入时，药物可直达肺部深处，吸收甚快，可用于哮喘、肺部感染、矽肺。喷雾剂的雾较大，外用于皮肤病、烧伤、创伤、眼、耳、口腔等。外用时除了药物的治疗作用外，还在创伤表面形成一层薄膜具封闭和保护作用。

气体分散于气体的制剂，如氧化亚氮吸入麻醉、亚硝酸异戊酯玻璃囊吸入剂。液体分散于气体的制剂，如异丙肾上腺素气雾剂、链霉素气雾剂和治矽肺的克矽平气雾剂。固体分散于气体的制剂，如杀昆虫的烟熏剂。

二、药物制剂的新进展

近年来国际上非常重视药物制剂的发展,取得了积极的成果。药物制剂的发展,打破了"化学结构"是惟一决定疗效的传统概念,认识到剂型也是影响主药作用的重要因素。如利用制剂提高药物疗效,降低毒副作用,更方便地给药用药,易于储存和使用;利用制剂克服原料药物的缺点,增强或扩大原料药的作用,提高经济效益。近年来药剂学的迅猛发展,不仅在工艺学上有显著的创新,而且产品质量更臻完善,能按应用的要求,调整药效的快慢、久暂、避免药物配伍禁忌。例如,工艺上有气雾剂、乳剂、微晶纤维直接压片、纸型片剂、多层片剂、多层胶囊、双层栓剂、长效制剂、缓释包衣等剂型。良好的气雾剂奏效迅速,其治疗效果与注射剂相似,如青霉素气雾剂在临床上广被采用,喷射式注射(jet injection)不需针刺后注入,而是直接用高压气雾注入皮下或肌肉,免除针刺的痛苦;如水不溶或难溶的药物或脂肪类以往不作静脉注射,目前已能将其制成乳剂(油粒直径在 $1\mu m$ 以下),可作静脉注入。

1. 口服缓释及控释制剂的发展

缓控释制剂不断增加,对其技术及质量的要求也不断提高。尤其在国外,对这类制剂提出了更高的目标,不仅要求平稳血药浓度,同时必须提高在疾病状态下的药效。对该类制剂,有三个方面的要求:①该制剂必须有治疗需要的释药速度、释药时间及部位或靶位。②在达到以上要求的前提下,进一步要求释药特征的优化,即经药效学和药理学实验取得药动学与药效学的相关,特别是在疾病状态下的相关。③剂型和技术要适合以上特征。按此标准,对缓控释制剂的研究还需很长的路程。研制 1 天 1 次给药的缓释及控释品种、复方缓释和液体缓释及控释制剂是今后药物制剂发展的重要趋势。许多作用强的药物、半衰期很短或很长的药物、抗生素药物、成瘾性药物均制成缓释制剂以适应特殊医疗应用。

2. 微囊(Microcapsule)

由微型包囊(Microencapsulation)制成的微囊已广泛应用,日益受到重视。微囊囊径极小(按需要可由 $10\mu m$ 到 $5000\mu m$ 不等),多种剂型都可以做成微囊,如片、散、混悬剂、洗剂、软膏、硬膏、气雾、注射剂、敷料剂。

微囊的组成:

(1)囊心物质(Core materials)即被包裹的药物,固体或液体均可,液体可包括有分散和溶解的物质,固体除主药外,还可能有稳定剂、药的释放阻滞剂或加速剂。

(2)包膜材料(Coating materials)有明胶、聚乙烯醇、乙基纤维素、苯乙烯马来酐共聚物,这些物质微囊后干燥,与溶剂分离,形成一层囊膜,具有一定的坚度、化学结构稳定,经特殊处理还可控制其溶解性、渗透性和半渗透性。

微囊的优点:

(1)药物稳定化,阻止外界的和潮解的干扰。

(2)复方制剂中药物微囊化后可避免配伍禁忌。

(3)控制囊心物的释放性,可调节药效的快慢和久暂,或两者兼有作用。对于长效制剂尤其适用。

此外,微囊的半渗透性的特点,使酶或蛋白等的大分子不能自囊内渗出,而酶的底物等相应物质则可渗入,与酶反应后的产物又可渗出囊外。利用这一特点,有人将门冬酰胺制成微囊应用于肿瘤治疗,使过多的门冬酰胺不断渗入肿瘤组织,并使之分解,使瘤细胞失去必需的养分而受抑制,到治疗作用。另外,酶制剂反复注射后,容易产生抗体而失活,微囊化后则不致引起抗原抗体的免疫反应,但酶与底物仍可继续起作用。

3.注射用新剂型

(1)注射用微球:发展注射用微球的主要目的是为了达到缓释、长效。如1986年法国 Ipsen 上市的曲普瑞林-聚丙交酯-乙交酯肌注微球、醋酸亮丙瑞林和米特瑞林肌注微球等具有缓稀、长效作用。正在研究的其他微球制剂有皮下注射的生长激素释放因子(GRF)毫微球、羧基喜树碱聚氰基丙烯酸正丁酯毫微粒、睾丸酮微球等。

(2)静脉注射用脂质体:抗癌药物脂质体,上市的有阿霉素、两性霉素、柔红霉素等。有报道将各种细胞因子如 IFN-γ、IL-1、TNF-α 等包埋于脂质体中,静脉注射达缓释效果,可改变体内的分布特性,更易进入细胞,提高受体敏感性,提高细胞毒活性。脂质体还可用作基因治疗的载体,脂质体可携带各种基因片段,保护基因不被核酸酶降解,与细胞膜融合将目的基因导入细胞。脂质体介导的基因转移方法被美国癌症协会批准为应用于临床基因治疗的第一方案。

(3)疫苗控释制剂:目前疫苗控释制剂主要是微球或其他微粒制剂,通过材料的选择和包埋程度,控制疫苗释放速度,如速释及恒释、脉冲释放等。疫苗控释制剂可提高接种率、减低接种费用。研究的疫苗包括类毒素疫苗、病毒疫苗、核酸疫苗及人工合成疫苗等。

第二节　处　　方

一、处方的意义

处方是医生为伤病员治疗时开写的药单,也是调剂人员配药、发药的依据。

处方是医生诊疗工作的一部分,关系到病人健康的恢复和生命的安全。医务人员必须以极端负责的精神,深入分析病情,根据医、药学的知识,抓住疾病的主要矛盾,有的放矢地选用药物,然后开处方治疗,使病人早日恢复健康,重返工作岗位。切忌随意投药,也不要撒网式地用药,这不仅造成浪费,有时甚至引起严重的后果。

二、处方的结构

处方包括下列几项。

1.病人姓名,年龄,性别,科别,处方日期,住院或门诊号数。

2.处方单上开始常写有 R 的符号,为拉丁文 Recipe 的缩写,是"请取"的意思。

3.药名和份量:药名与剂型一起写,每药写一行;份量写在药名之右侧,注意剂量和剂型规格相配合。药物用量,固体以 g 为单位,液体以 ml 为单位,一般情况下不必写出"g"和"ml",需用其他单位者,如毫克(mg)、微克(μg)、国际单位(IU)则需注明。药量少于1时,在小数点前必须加有零(如0.5),以免误差。

4.注明调配方法和服用方法,包括每次所用剂量,每天用药次数,给药途径及给药时间(一般可用拉丁文简写)。

5.处方医生签名。

处方举例:

例1

四环素胶囊　　　　　　　0.25×6

用法:每次 0.25,每日服三次

        医师＿＿＿＿(签名)

例 2

磺胺二甲基嘧啶片   0.5×18

碳酸氢钠片   0.5×18

用法:首剂各 2g,以后每次各 1g,每天服四次

        医师＿＿＿＿(签名)

例 3

氨茶碱注射液   2.5% 10.0

葡萄糖注射液   50% 20.0

用法:氨茶碱用葡萄糖注射液稀释后静脉慢注

        医师＿＿＿＿(签名)

例 4

1. 阿司匹林片   0.5×6

   用法:每次 1 片,每天服 3 次

2. 复方甘草合剂   90.0

   用法:每次 15ml,每天服 3 次

        医师＿＿＿＿(签名)

例 5

10%硼酸软膏   20.0

用法:外用涂患处

        医师＿＿＿＿(签名)

例 6

Caps. Tetracyclini   0.25×6

S. 0. 25，tid

        医师＿＿＿＿(签名)

例 7

Tab. SMZ   0.5×18

Tab. Natrii Bicarbonatis0.5×18

S. 首剂各 2.0,以后 1.0,qid

        医师＿＿＿＿(签名)

例 8

Inj. Aminophyllini   2.5% 10.0

Inj. Glucosi   50% 20.0

S. 混和,iv. 慢注

        医师＿＿＿＿(签名)

例 9

1. Tab. Aspirini   0.5×6

S. 0.5, tid

2. Mist. Glycyrrnizae co   90.0

S. 15.0，tid

　　　　医师＿＿＿＿＿（签名）

例 10

10％Ung. Acidi Borici 20.0

S. 外用涂患处

　　　　医师＿＿＿＿＿（签名）

三、书写处方的一般规则及注意事项

1. 书写处方时必须严肃认真、书写应清楚，不得随意涂改，按规定不能用铅笔书写，以免模糊不清。

2. 每次药量，不应超过中国药典规定的极量，因特殊需要，应加签名或用注意符号如（!）示意。

3. 急诊处方，须立即取药者，应在处方上加写"急"字。

4. 数种药物同时使用时，应注意药物配伍禁忌。

5. 处方书写后仍需仔细核对无误后才能交给病人。

附：处方用常用拉丁文简缩字表（供参考）

分类	拉丁缩写	中文意义	分类	拉丁缩写	中文意义
药物剂型	Amp.	安瓿剂	给药次数和时间	A. c.	饭前
	Caps.	胶囊剂		A. m.	上午
	Dec.	煎剂		b. i. d	每日二次
	Emul.	乳剂		H. S.	睡前
	Extr.	浸膏		P. m.	下午
	Syr.	糖浆剂		P. r. n.	按情而定（长期医嘱）
	Tab.	片剂		q. d.	每日一次
	Tr.	酊剂		q. 3d.	每 3 日一次
	Ung.	软膏剂		q. i. d.	每日四次
	Inj.	注射剂		q. 4h.	每 4 小时一次
	Lot.	洗剂		q. 6h.	每 6 小时一次
	Loz.	喉片		q. 8h.	每 8 小时一次
	Mist.（Mixt.）	合剂		q. m.	每晨
	Nabula.	滴鼻剂		q. n.	每晚
	Ocul.	眼膏剂		S. O. S.	必要时用（医嘱有效期为 24h）
	Ol.	油剂		St.（stat.）	立即
	Past.	糊剂		t. i. d	每日 3 次
	Pil.	丸剂	其他	aa	各
	Pulv.	散剂		ad	加至
	Sol.	溶液剂		aq. dest	蒸馏水
	Spt.	醑剂		co.	复方的
	Supp.	栓剂		D. S.	授予、并注明

分类	拉丁缩写	中文意义	分类	拉丁缩写	中文意义
给药途径	i. m. 或 m	肌肉注射			用法
	i. v. 或 V	静脉注射		et	及
	P. O.	口服		R 或 Rp.	请取
	P. r. (enema)	灌肠		S. 或 Sig.	注明用法
	S. C. 或 H	皮下注射		No.	数量
剂量单位	gtt.	(量)滴			
	g	克			
	IU	国际单位			
	mg	微克			
	mg	毫克			
	ml	毫升			
	q. s.	适量			
	Ss	半量			

注:处方中还有一些惯用外文的缩写,如 A、S、T 皮试后,q. o. d. 隔日一次。

第十五章　病例讨论

病例一

患者:王××,5岁,男,因高热,阵发性抽搐12h,急诊入院。12h前患儿尚在邻居家玩耍,突然四肢抽搐,邻居急送其回家。父母发现患儿面色通红,浑身火热,四肢颤抖但不僵硬,精神委靡,但尚能与父母对话。父母认为感冒,即服小儿感冒冲剂,无效,12h内反复抽搐5~6次,后转入嗜睡,面色青灰,即送医院就医。

检查:神志模糊,唤之能睁眼,面色灰黄,目无神,瞳孔对称,光反射好,颈软,无抵抗,咽部无充血,扁桃体未见肿大,体温40.5℃,BP80/40mmHg,心音低沉,心率140次/min,律齐,呼吸急促,40次/分,两肺呼吸音粗糙,未闻干湿罗音,腹平软,肝肋下二指,脾未及。肛门指征,含少量脓血样黏液。家住细菌性痢疾流行区。实验室检查:WBC15800,中性92%;尿常规正常;粪便脓球++++,红细胞+++;大便培养:痢疾杆菌阳性。

诊断:细菌性痢疾。

治疗:

1. 对因治疗,控制感染,杀灭致病菌。

2. 对症治疗:

①降温、止惊;②抗休克(补充有效循环血量,纠正酸中毒,解除微循环障碍);③控制心衰;④防止呼吸衰竭。

请选用适当的药物。

病例二

患者,李××,女,24岁,凌晨2时自服苯巴比妥钠100片(每片30mg),5h后被家人发现,即送医院救治。

检查:患者呈深昏迷,四肢厥冷,末梢发绀,呼吸微弱,3~5次/min,瞳孔对称,对光反应差,心音低弱,律齐,心率80次/min,腹平软,肝脾未及,肌张力低下,生理反射基本消失,病理反射未引出,体温35℃,血压80/50mmHg。

治疗经过:给纯氧;人工冬眠;多巴胺、间羟胺维持血压;静脉输液,并静滴$NaHCO_3$;速尿、甘露醇强迫性利尿;美解眠,兴奋呼吸中枢;抗菌药物预防肺部感染。

请评价以上用药是否合理。

病例三

患者,徐××,女,18岁,半个月前因急性扁桃体炎在县医院门诊就医,静滴青霉素钠盐800万U/天×3天(皮试阴性),好转停药。近几天又自觉吞咽困难、疼痛,去当地私人诊所就医,医师再次给青霉素钠盐800万U静滴,认为已注射过青霉素,故未做皮试,静滴10min后,患者自觉呼吸困难,家属发现面色苍白,随即倒地昏迷,脉搏消失,心跳停止。

诊断:青霉素过敏性休克。

请说明救治方案、抢救药物及用药依据。

附录 1 非挥发性麻醉药的用法和用量

药　物	动物	给药途径	剂量(mg/kg)	麻醉时间和特点
戊巴比妥钠 (3%~5%)	狗、兔	静　注	25~30	2~4h,中途加 1/5 可维持 1h 以上。对呼吸、血压影响较小,肌肉松弛不全,麻醉稳定,常用
	猫	腹　腔	30	
	豚鼠、大白鼠、小白鼠	腹　腔	40~50	
异戊巴比妥钠 (0.1%)	兔	静　注	40~50	2~4h,对呼吸血压影响较小,肌肉松弛不全,麻醉不够稳定
	鼠	腹　腔	80~100	
硫喷妥钠 (25%)	狗、兔	静　注	20~30	约 0.5h,静注宜缓,以免抑制呼吸致死,肌肉松弛不全
	猫	腹　腔	30~50	
乌拉坦 (25%)	兔、猫	静注、腹腔、灌胃	1000~1450	2~4h,可用于生理神经反射性实验
	鼠	腹　腔	1000~1500	
氯醛糖 (2%)	狗	静　注	80~100	6h,可用于生理神经反射性实验
苯巴比妥钠 (10%)	狗	静　注	30~100	8h,对呼吸血压影响较小,肌肉松弛不全,少用
	猫、兔、鼠	静注、腹腔	80~100	
巴比妥钠	狗	静　注	250~300	同上
	猫、兔、鼠	静注、腹腔	200	

附录 2　常用生理溶液的成分和含量

含量成分＼种类用途	生理盐水 冷血动物	生理盐水 温血动物	任氏液(Ringer) 蛙心	任氏液(Ringer) 冷血动物脏器	任氏液(Ringer) 温血动物脏器	乐氏液(Locke) 温血动物心脏等	台氏液(Tyrode) 温血动物小肠等	克氏液(Krebs)
NaCl	6.5	9.0	6.76	6.5	9.5	9.0	8.0	6.6
KCl			0.09	0.14	0.12	0.42	0.2	0.35
$CaCl_2$(无水)			0.117	0.12	0.20	0.24	0.2	0.28
$NaHCO_3$			0.225	0.20	0.15	0.1~0.3	1.0	2.10
Na_2HPO_4			0.01				0.05	
KH_2PO_4								0.162
$MgCl_2$							0.1	
$MgSO_4 \cdot 7H_2O$								0.294
葡萄糖			或 1.0	或 1.0		1~2.5	1.0	2.0
O_2						含氧	含氧	含氧
蒸馏水	1000	1000	1000	1000	1000	1000	1000	1000

说明:(1)表中各溶液的成分、含量和用途,各家主张不一,但均大同小异。

(2)表中单位:固体为克,液体为毫升。

(3)凡溶液中含有 $NaHCO_3$ 或 Na_2HPO_4 或 $CaCl_2$ 者,均应先分别溶解,然后加其他已充分溶解稀释的成分中,否则易产生沉淀。

(4)葡萄糖应在临用前加入,以防变质。

附录 3 常用实验动物的一些生理常数

指标		小白鼠	大白鼠	豚鼠	家兔	猫	狗
适用体重(kg)		0.018~0.025	0.1~0.2	0.3~0.6	1.5~2.5	2~3	5~15
寿命(年)		1.5~2.0	2.0~2.5	6~8	5~7	6~10	10~15
性成熟年龄(月)		1.2~1.7	2~8	4~6	5~6	10~12	10~12
孕期(日)		20~22	21~24	65~72	30~35	60~70	58~65
平均体温(℃)		37.4	38.0	39.5	39.0	38.5	38.5
呼吸(次/min)		136~216	100~150	100~150	55~90	25~50	20~30
心率(次/min)		400~600	250~400	180~250	150~220	120~180	100~200
血压(mmHg)		115	110	80	105/75	130/75	125/70
血量(ml/100g 体重)		7.8	6.0	5.8	7.2	7.2	7.8
红细胞(百万/mm³)		7.7~12.5	7.2~9.6	4.5~7.0	4.5~7.0	6.5~9.5	4.5~7.0
血红蛋白(g%)		10.0~19.0	12.0~17.5	11.0~16.5	8.0~15.0	7.0~15.5	11.0~18.0
血小板(g/mm³)		60~110	50~100	68~87	38~52	10~50	10~60
白细胞总数(千/mm³)		6.0~10.0	6.0~15.0	8.0~12.0	7.0~11.3	14.0~18.0	9.0~13.0
白细胞分类(%)	嗜中性细胞	12~44	9~34	22~50	26~52	44~82	62~80
	嗜酸性细胞	0~5	1~6	5~12	1~4	2~11	2~24
	嗜碱性细胞	0~1	0~1.5	0~2	1~3	0~0.5	0~2
	淋巴细胞	54~85	65~84	36~64	30~82	15~44	10~28
	单核细胞	0~15	0~5	3~13	1~4	0.5~0.7	3~9

附录 4　人和动物间按体表面积折算的等效剂量比值

	小白鼠 (20g)	大白鼠 (200g)	豚鼠 (400g)	家兔 (1.5kg)	猫(2.0kg)	猴(4.0kg)	狗(12kg)	人(70kg)
小白鼠 (20g)	1.0	7.0	12.25	27.8	29.7	64.1	124.2	387.9
大白鼠 (200g)	0.14	1.0	1.74	3.9	4.2	9.2	17.8	56.0
豚鼠 (400g)	0.08	0.57	1.0	2.25	2.4	5.2	10.2	31.5
家兔 (1.5kg)	0.04	0.25	0.44	1.0	1.08	2.4	4.5	14.2
猫 (2.0kg)	0.03	0.23	0.41	0.92	1.0	2.2	4.1	13.0
猴 (4.0kg)	0.016	0.11	0.19	0.42	0.45	1.0	1.9	6.1
狗 (12kg)	0.008	0.06	0.10	0.22	0.23	0.52	1.0	3.1
人 (70kg)	0.0026	0.018	0.031	0.07	0.078	0.16	0.32	1.0

举例：由大鼠换算成狗的剂量，12kg 狗与 200g 大白鼠相交处为 17.8(倍)，如某药大白鼠剂量为 100mg/kg，200g 大白鼠给药 20mg，狗的剂量应为 $\frac{20 \times 17.8}{12} = 29.7\text{mg/kg}$。

主要参考文献

1. [德]H.G.沃格尔,[美]W.H.沃格尔编,杜冠华,李学军,张永祥等译.药理学实验指南.北京:科学出版社,2001
2. 徐叔云,卞如濂,陈修主编.药理实验方法学(第二版).北京:人民卫生出版社,2001
3. 胡还忠主编.医学机能学实验教程.北京:科学出版社,2002